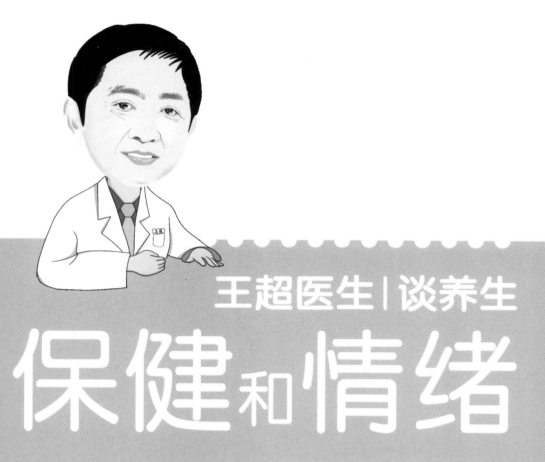

王超医生｜谈养生

# 保健和情绪

王 超 主编

四川科学技术出版社

**图书在版编目（CIP）数据**

王超医生谈养生．保健和情绪／王超主编．—成都：
四川科学技术出版社，2023.8
ISBN 978-7-5727-0715-5

Ⅰ．①王… Ⅱ．①王… Ⅲ．①养生（中医）②保健③情
绪—自我控制 Ⅳ．① R212 ② R161 ③ B842.6

中国版本图书馆 CIP 数据核字（2022）第 177695 号

# 王超医生谈养生·保健和情绪

WANGCHAO YISHENG TAN YANGSHENG · YBAOJIAN HE QINGXU

王　超　主编

出 品 人　程佳月
策划组稿　罗小燕
责任编辑　税萌成　罗小燕
封面设计　李　庆
责任出版　欧晓春
出版发行　四川科学技术出版社
　　　　　成都市锦江区三色路 238 号　邮政编码 610023
　　　　　官方微博 http://weibo.com/sckjcbs
　　　　　官方微信公众号 sckjcbs
　　　　　传真 028-86361756
成品尺寸　170 mm×240 mm
印　　张　8
字　　数　160 千
印　　刷　四川华龙印务有限公司
版　　次　2023 年 8 月第 1 版
印　　次　2023 年 8 月第 1 次印刷
定　　价　98.00 元（共三册）

ISBN 978-7-5727-0715-5

邮　　购：成都市锦江区三色路 238 号新华之星 A 座 25 层　邮政编码：610023
电　　话：028-86361770

# 编 委 会

**主　编**　王　超

**副主编**　王一臣　孙军刚　黄祖波　黄勤挽

**编　委**（排名不分先后）

王芹芹　王　茜　王　娅　王政研　王维维

毛　林　付红娟　田茂颖　皮　燕　冉文菊

朱春霖　朱　惠　谷方均　张云飞　张　达

张建华　张　峰　陈星良　连道仕　宋登丽

何鸣超　李　桃　杨万芳　沈克芬　周　浩

周虹池　屈建雷　郭　建　徐黎青　唐　兴

唐　源　唐艳华　康　靓　龚铃惠　龚婷婷

梁　凡　梁金梅　黄河银　彭小莉　彭　柳

曾　月　董卫涛　董兆威　覃小妍　虞　书

廖文涛

**配　图**　李　吉

# 序

　　王超医生谈养生系列科普丛书，将由四川科学技术出版社出版，该系列丛书目前先行出版《亚健康》《慢性病》《保健和情绪》三册。

　　几千年来，中医药文化薪火相传，浩瀚的医学经典供我们传承钻研，其中核心理念是养生防病，一切为了生命健康，这一传承课题激发我们通过不同途径去探索！去继承！去发扬！去传播！

　　王超院长是我熟知的正当壮年的中医药界医、教、研、管的复合人才，潜心于中医科普研究，很有心得。

　　我深知编著科普读物比撰写高精专著难度更大，要求更严，所及问题既要高精尖，又要深入浅出，特别是撰写中医药的科普书难度更大，跨越了几千年的文字古奥，要做到浅出易懂难度相当之大。王超博士勇于担当，编撰中医药科普系列丛书，我十分赞誉。

　　我有幸读王超医生拟出版的系列丛书中的前三部著作，文图并茂，趣味浓郁，文字通俗，重点突出了中医养生防病促健康的特色，把握了科普书籍的特点，如书中针对现代生活节奏快、吃不香、睡不好、酸痛不适、倦怠疲乏等大众亚健康问题，运用白话文、俗语、俚语、漫画等图文并茂的方式，融入中医药基本知识、养生基本原则和常用方法，构以"三会"之法（会吃、会运动、会保健），科学地回答了怎么吃、怎么睡，怎么运动、怎么保健等亚健康问题，让读者一目了然，轻松阅读，得以受益。

王超医生的系列中医药科普丛书是一项工程研究，本丛书将为普及健康知识，实现"健康中国"尽匹夫之责！

祝愿王超医生再接再厉，陆续撰写这套系列丛书，期待出版，以餐读者。

是以为序！

成都中医药大学90岁医翁

2023年4月

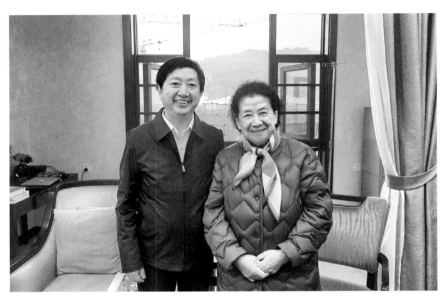

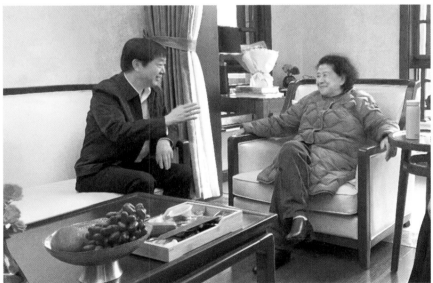

国医大师刘敏如先生与笔者论道中医药

# 目 录

# 第一章

## 01

乳腺增生倾向

# 一、何为乳腺增生倾向

乳腺增生症是由于乳腺正常发育和退化过程失常（ANDI）导致的一种良性乳腺疾病（BBD），本质上是由于乳腺实质和间质不同程度地增生及复旧不全所致的乳腺正常结构紊乱。周期性乳房胀痛、乳房结节或肿块，或伴乳头溢液是其主要临床表现。该病中青年女性高发。其致病原因主要是内分泌功能紊乱，包括雌、孕激素比例失调，体内性激素受体的质和量异常，催乳素升高等。年龄、月经史、孕育史、哺乳史、服避孕药史、饮食结构以及社会心理因素等可引起性激素或其受体改变而成为乳腺增生的重要诱因。有研究表明，约2%的乳腺增生可能出现癌变，尤其是不典型增生被公认为

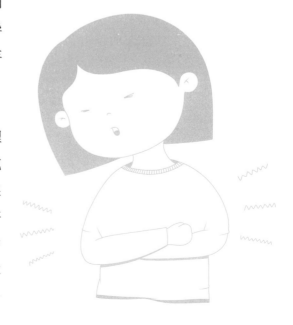

癌前期病变，因此关注乳腺增生，早期进行防治尤为重要。而乳腺增生倾向是指具有乳腺增生高危因素者，或乳腺增生症的临床前状态，或乳腺增生症的病前轻微病理学改变状态。

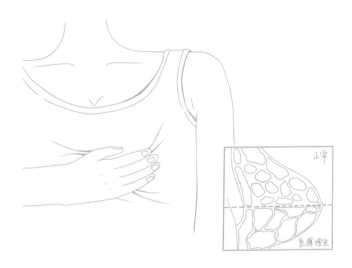

见表1-1，如果有四项以上符合，那么你就属于乳腺增生倾向的高危人群了，且符合项越多，其可能性就越大，需要警惕乳腺增生的可能。

表1-1　乳腺增生倾向评估表

| 项目 | 是/否 |
| --- | --- |
| 1．性别为女性 | 1．是　2．否 |
| 2．年龄30~50岁 | 1．是　2．否 |
| 3．月经经常失调 | 1．是　2．否 |
| 4．有孕育及哺乳史 | 1．是　2．否 |
| 5．经常服用避孕药 | 1．是　2．否 |
| 6．饮食不规律，爱吃垃圾食品 | 1．是　2．否 |

续表

| 项目 | 是/否 |
|---|---|
| 7. 工作、生活压力大 | 1. 是　2. 否 |
| 8. 时常感到心情不顺畅，有抑郁倾向 | 1. 是　2. 否 |

## 二、如何预防乳腺增生

## 1. 会吃

◎乳腺增生倾向人群的建议食谱

表1-2为乳腺增生倾向人群的建议食谱。

表1-2　乳腺增生倾向人群的建议食谱

| 食用建议 | 具体食物 |
|---|---|
| 行气食物可多食 | 白萝卜、柑橘、大蒜、生姜、茴香、桂皮、丁香、山楂、桃花茶等。上述食物可增强行气作用 |
| 活血食物可多食 | 桃仁、油菜、黑大豆具有活血祛瘀的作用；适量的红葡萄酒能扩张血管，改善血液循环；山楂或米醋能降低血脂、血液黏稠度 |
| 滞气、滞血食物不多食 | 过量食用甘薯、芋芳、蚕豆、栗子等食物容易胀气；过量食用肥肉、奶油、鳗鱼、蟹黄、蛋黄、鱼子、巧克力、油炸食品易致血脂增高，阻塞血管，影响气血运行；冷饮影响气血运行 |

续表

| 食用建议 | 具体食物 |
|---|---|
| 偏性食物要少食 | 忌燥热、辛辣刺激食物。从中医理论看，乳腺炎主要是因为火热蕴结于乳房所致，属阳证、热证、实证。蒜、胡椒、花椒、辣椒等食物性味燥热，属偏性食物，吃了以后更会生热化火，使症状加重。而生冷则损阳气，阻碍气血运行。因此，偏性食物需要减少食用 |
| 催熟反季食物不要食 | 乳腺增生主要与激素分泌失常有关，因此要少食激素含量高的食物。植物性食物一般不含过多的激素，但是有个别例子，就是被"催熟"的瓜果。比如一些提前上市的水果，商家往往用催红素进行催熟，这类瓜果尽量不要食用 |

◎乳腺增生倾向人群的建议药膳

# 佛手柑粥

**材料** ▷ 佛手柑20 g，粳米100 g，冰糖适量。

**做法** ▷ 佛手柑水煎去渣后留汁备用。粳米加水煮粥，粥煮好后加冰糖、佛手柑汁稍煮即可。

**功效** ▷ 健脾养胃，理气止痛。

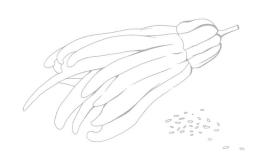

## 青皮山楂粥

**材料**　青皮10 g，生山楂30 g，粳米100 g。

**做法**　青皮、生山楂分别洗净，切碎后一起放入砂锅中，加适量水煎煮40分钟，用洁净纱布过滤，取汁待用。将粳米淘洗干净，放入砂锅中，加适量水，用小火煨煮成粥，粥将成时加入青皮、山楂煎汁搅匀，继续煮开即可。

**功效**　疏肝理气，解郁散结。

## 夏枯草当归粥

**材料**　夏枯草、当归、香附各10 g，红糖适量，粳米100 g。

**做法**　将夏枯草、当归、香附加水适量煎20分钟，过滤取汁备用。粳米煮粥，将成之时加入备用药汁、红糖拌食。

**功效**　清火明目，散结消肿。

## 2．会运动

乳腺增生属于身心疾病，与患者焦虑、抑郁、紧张、偏执等不良情绪密切相关。运动主要是通过调节心理状态来达到防治乳腺增生的目的。具体运动方式可选择太极、瑜伽、健身、慢跑等。注意强度宜从小到大，每天30分钟至1小时为宜。

## 3．会保健

◎乳腺按摩可以做

乳腺增生症是女性最常见的乳房疾病，其发病率占乳腺疾病的首位。它既非炎症，又非肿瘤，是乳腺实质与间质不同程度地增生与复旧不全所致的乳腺结构在数量和形态上的异常。从发

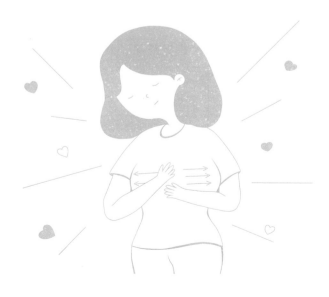

病机制上讲，乳房按摩对乳腺增生并无治疗作用。但引起乳腺增生的直接原因在于乳络不通、凝结成块，不通则痛，通过推拿按摩，使气血流畅，经络疏通，乳络畅通，可以达到通则不痛的目的。针对有乳腺增生倾向的亚健康人群，可推荐的具体按摩保健方法如下：①擦胸，双手指腹以每分钟120次的频率自胸骨处向两侧轻擦，至背阔肌前缘，范围包括整个胸部。②推揉，充分暴露胸部，先在患侧乳房上撒些滑石粉或涂少许液状石蜡，然后双手全掌由乳房四周沿乳腺管轻轻向乳头方向推揉50~100次。③揉压，以手掌上的小鱼际或大鱼际着力于患处，在红肿胀痛处施以轻揉手法，有硬块的地方反复揉压数次。④捏拿，以手部五指着力，抓起患侧乳房，施以揉捏手法，一抓一松，反复施术10~15次，之后轻轻将乳头揪动数次，以扩张乳头部的输乳管。⑤振荡，以手掌上的小鱼际着力，从乳房肿结处沿乳根向乳头方向作高速振荡推赶，反复3~5遍。局部出现有微热感时效果更佳。

　　另外，现有体表红外辐射光谱扫描的方法，证实在乳腺增生症患者中，两乳连线中点处的膻中穴较其他地方红外辐射强度降

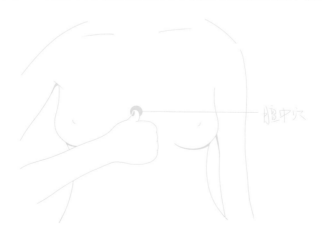

低，这就提示膻中穴是乳腺增生症的特殊病症反应点。在日常保健中，自我按摩膻中穴可有效地调理冲脉，预防乳腺增生。具体方法有揉法和推法，揉是指用中指端按揉，每次约2分钟；推是指用双手拇指指腹自膻中穴沿着前正中线从下向上推，缓慢而均匀，每次约2分钟。

◎常常保持好心情

音乐能够调节心理状态。在传统医学中，乳腺增生属于乳癖范畴，中医多认为其与肝失疏泄相关。五行音乐疗法中的角调属木属肝，其音乐风格生机盎然、亲切爽朗，适宜乳腺增生倾向的保健。推荐利用《胡笳十八拍》《江南丝竹乐》《鹧鸪飞》《春分得意》等乐曲进行保健预防。

开怀大笑可以畅达情志。建议每天对着镜子大笑三次，当

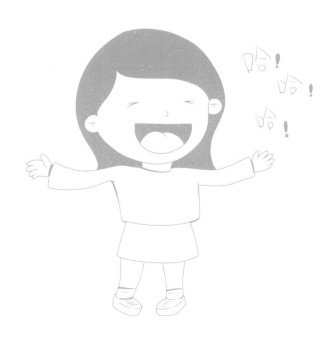

我们在大笑时，心血管系统就能强健地加速运行，令胸肌伸展，胸廓扩张，肺活量增大，血液中的肾上腺素增多，而且哈哈大笑还有利于开发右脑，帮助女性增加创造性思维，克服思维的局限性，能有效地减少负面情绪刺激对乳腺的不良影响。

参 考 文 献

［1］马薇，金泉秀，吴云飞，等.乳腺增生症诊治专家共识［J］.中国实用外科杂志，2016，36（7）：759-762.

［2］樊红雨.食·睡·动——亚健康疾病都搞定［M］.西安：陕西科学技术出版社，2017.

［3］高新彦，杨援朝.乳腺增生病中医诊疗经验集［M］.西安：西安交通大学出版社，2011.

［4］孙霓平.乳房按摩的真相不可不知［N］.健康报，2019-10-09（6）.

［5］李敏.我最想要的乳房保养书［M］.哈尔滨：黑龙江科学技术出版社，2015.

［6］王丕琳.乳房保养书［M］.长春：吉林科学技术出版社，2014.

# 第二章

## 女性更年期亚健康

# 一、何为女性更年期亚健康

"更年期"是我们大众熟知的传统名称，《更年期妇女健康管理专家共识（基层版2021年）》明确了"更年期"的概念，指绝经及其前后的一段时间，是从生殖期过渡到老年期的一个特殊生理阶段。在这个特殊阶段，因为激素水平的变化而出现一系

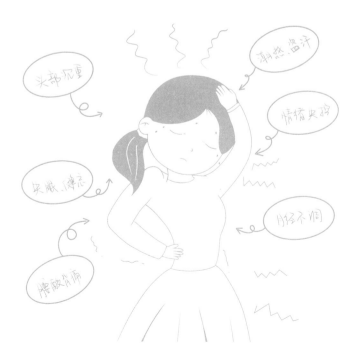

列躯体及精神心理症状，包括月经紊乱、潮热、盗汗、心悸、失眠、情绪低落、激动易怒等亚健康表现，但不伴随任何器质性的病变，是女性更年期亚健康的一种状态或一个时期。

国际上根据Kupperman评分将更年期综合征分为三级：轻、中、重度（表2-1）。重度更年期综合征女性需要在医生的专业指导下治疗，而轻、中度更年期综合征的女性可以归类为更年期亚健康。

表2-1　根据Kupperman评分的更年期综合征分级

| 症状 | 基本分 | 程度评分 | | | |
|---|---|---|---|---|---|
| | | 0 | 1 | 2 | 3 |
| 潮热、盗汗 | 4 | 无 | <3次/天 | 3~9次/天 | ≥10次/天 |
| 感觉异常（经常感刺痛、麻木、耳鸣等） | 2 | 无 | 有时 | 经常 | 经常且严重 |
| 失眠 | 2 | 无 | 有时 | 经常 | 经常且需服药 |
| 焦躁 | 2 | 无 | 有时 | 经常 | 经常不能自控 |
| 忧郁 | 1 | 无 | 有时 | 经常，能自控 | 失去生活信心 |
| 头晕 | 1 | 无 | 有时 | 经常 | 影响生活与工作 |
| 疲倦乏力 | 1 | 无 | 有时 | 经常 | 日常生活受限 |
| 肌肉、骨关节疼痛 | 1 | 无 | 有时 | 经常 | 功能障碍 |
| 头痛 | 1 | 无 | 有时 | 经常 | 需服药 |
| 心悸 | 1 | 无 | 有时 | 经常，不影响工作 | 需治疗 |

续表

| 症状 | 基本分 | 程度评分 | | | |
|---|---|---|---|---|---|
| | | 0 | 1 | 2 | 3 |
| 皮肤蚁走感 | 1 | 无 | 有时 | 经常，能忍受 | 需治疗 |

1. 症状评分=基本分×程度评分
2. 各项症状评分相加之和为总分，总分为0~51分
3. 更年期综合征的病情程度评价标准：轻度为15~20分；中度为20~35分；重度>35分

　　中医学认为肾气衰、天癸竭是更年期亚健康状态产生的生理基础。五脏精气不足影响情志活动，情志失调又会加重脏腑功能紊乱，加之个人体质与生活环境的差异，使得更年期亚健康状态表现多样。亚健康状态是不断变化发展的，既可恢复健康，也可向疾病发展。向疾病状态转化是亚健康状态的自发过程，而向健康状态转化则需要采取自觉的防范措施。

　　随着人类文明程度的不断提高以及女性在现代社会地位的不断改善，女性的健康状况和心情表现会直接影响到家庭。因此，关注女性更年期亚健康的日常调理，注重其饮食保健具有重要意义。本文所介绍的方法可以很好地帮助广大更年期女性平稳度过这一重要时期。

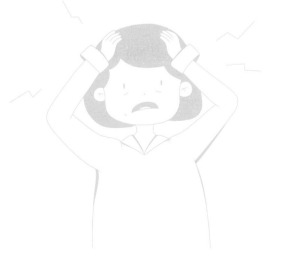

# 二、如何预防女性更年期亚健康

## 1．会吃

女性在更年期受到激素水平紊乱及代谢水平下降等影响，饮食方面需要制定合理的饮食规则，在保证营养丰富的同时适当控制能量摄入，帮助女性维持健康而有活力的身体。

◎建议多吃蔬菜和水果

蔬果不仅脂肪含量较少，而且含有丰富的抗氧化营养素，如维生素C、β胡萝卜素等，这些抗氧化营养素可有效地清除过量的自由基，降低基因突变的概率，达到抑制细胞癌变的功效，还可以保护和维持免疫功能的完整性，延缓衰老。

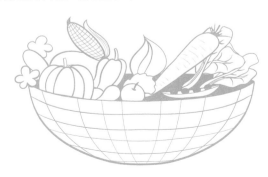

◎建议多食豆类及豆制品

大豆及其制品含有充足的植物蛋白。大豆的钙、磷、维生素$B_1$和维生素$B_2$等的含量很丰富，同时卵磷脂含量较多，卵磷脂对人体有多种重要的生理作用，特别是对神经系统多有助益。豆腐营养丰富，含铁、磷、镁等人体必需的多种元素，其中钙含量尤其丰富。豆腐属于高蛋白质、低脂肪的食物，具有辅助降血压、降血脂、降胆固醇的作用。

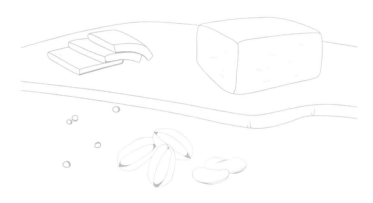

◎注意补铁，预防贫血

由于更年期的初期可能月经不调，月经量时多时少，再加上女性本身的生理特点，可能会出现贫血现象，间或会出现思维能力和记忆力下降的现象。在这个时期尤其要注意多食用一些含铁丰富的食物，如猪肝、蛤蜊、海带、黑木耳、鱼、鸡、牛肉、蛋、紫菜、菠菜、芝麻、红枣等。

◎坚持补钙，预防骨骼疏松

由于进入更年期后人体的雌激素水平下降，体内钙流失速度加快，进而可能发展成骨质疏松，因此建议多食用含钙丰富的食物，如海带、紫菜、虾皮、海鱼、豆腐、油菜、芝麻、黑木耳、山楂、葡萄干、南瓜子、花生等，有助于防治骨质疏松症。同时可适当补充维生素D含量丰富的食物以提高钙的吸收率，如动物肝脏、海鱼、蛋黄、瘦肉、牛奶、鱼肝油、坚果等。

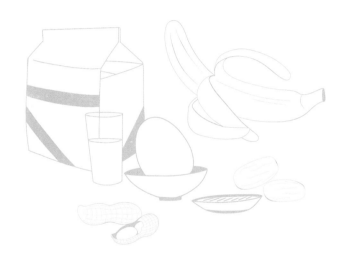

## ◎不可过量补充营养

现在各种保健品广告利用人们的亚健康恐惧心理，诱使人们购买大量补品，如人参、阿胶、蛋白粉等补品，使得很多人处于营养过剩的状态。通过调整血压、血脂、血液黏稠度、睡眠、免疫功能、体能等方面，让机体整个功能处在一个平衡的状态，各方面都趋于优化，这才是更年期女性在平时生活和饮食中要关注的方面。如果身体需要补充营养，可以在医生及专业人士的指导下合理选择营养补充品。

◎调理药膳推荐

更年期女性大多都阴虚火旺、肝气不舒，在饮食上应少吃或不吃辛辣、煎炸等助火伤阴之品，应以清淡饮食为佳，可选用玫瑰桑葚茶、菊花枸杞茶、莲心茶、百合粥、莲子银耳羹等滋阴泻火、疏肝理气之品，少吃高糖和熏制食品，注意低脂饮食，防止心血管疾病的发生。下面推荐几款家用药膳。

## 黄芪鲤鱼汤

**材　料** ▶ 鲤鱼1条，黄芪30 g，红枣10粒，姜1块，陈皮1块，盐、食用油适量。

**做　法** ▶ 将鲤鱼剖洗干净，红枣去核，姜切数片，陈皮泡软。将鲤鱼放入油锅中，加入姜片，稍煎片刻后盛起，然后将黄芪放入鱼肚内。汤锅放适量水烧滚，下全部材料，用大火烧滚，改用小火煲约2小时，下盐调味即成。

**适应证** ▶ 更年期气虚所致气短乏力、面浮身肿、小便不畅等。

**功　效** ▶ 健脾益气，抗疲劳，消除水肿。

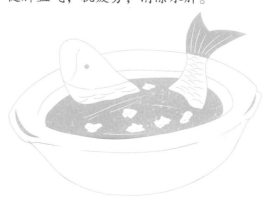

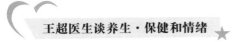

## 香菇木耳黄花蒸鸡

**材　料** ▶ 嫩鸡半只，黄花菜40 g，木耳20 g，冬菇6个，红枣8颗，姜适量，枸杞子少许，生抽、糖、酒、生粉、盐各适量，芝麻油少许。

**做　法** ▶ 鸡切小块，用腌料拌匀。黄花菜、木耳、冬菇分别泡软。冬菇切丝，红枣去核后切丝，姜切丝。上述各种材料与鸡块、枸杞子拌匀后同放碟中，用大火隔水蒸20分钟左右。

**适应证** ▶ 帮助更年期妇女抗压、抗疲劳。

**功　效** ▶ 健脾补肾，养心安神，养肝明目。

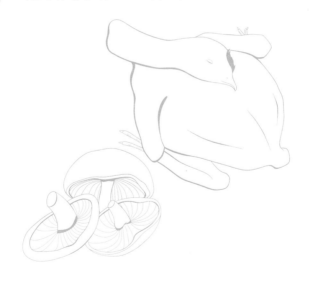

## 百合莲子粥

**材　料** ▶ 百合、莲子各80 g，大米适量，冰糖或盐少许。

**做　法** ▶ 百合、莲子分别洗净，与大米同放入煲中，加入适量水煲至粥成，放入冰糖调味即可食用（可甜可咸）。

**适应证** ▶ 更年期失眠、烦躁、情绪不安、神经衰弱。

**功  效** ▶ 滋阴健脾，养心安神。

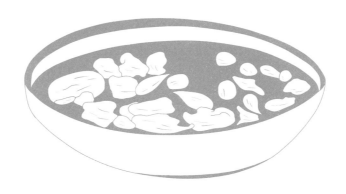

## 2. 会运动

### ◎有氧运动

有氧运动包括健身操、拉伸、广场舞、晨跑、步行等，是指人体在氧气充足供应的情况下进行的体育锻炼，具有强度低和易坚持的特点。相关研究表明，适当的有氧运动能改善更年期妇女的激素水平，对缓解更年期的多种症状有重要作用。适度而非剧烈的体育活动对改善更年期症状和更年期生活质量有积极影响。

### ◎阻力运动

阻力运动包括仰卧起坐、蹲跳、卧推、举哑铃等，是指对抗阻力的运动，特点是消耗更多热量，有助于增加肌肉质量和代谢率，提高身体功能并通过增加骨骼质量来降低骨质疏松的风险。

更年期女性应根据自身身体的承受情况，选择仰卧起坐、深蹲、弹力带等强度合适的运动方式。

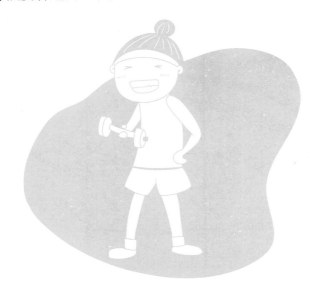

◎ 身心运动

身心运动包括瑜伽、普拉提、太极、八段锦等循序渐进式使肌肉放松的运动形式，强调身心的协调统一。身心运动更具趣味性，强度适中，有助于缓解更年期症状，改善情绪和睡眠，减少记忆丧失等认知障碍，从多个方面、多个维度帮助更年期女性恢复或维持健康状态。

## 3．会保健

◎ 耳穴贴压

耳穴是一种方便好用的保健方法。中医上讲"耳者，宗脉之

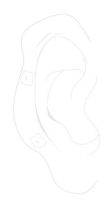

所聚"，耳朵与脏腑经络关系密切，耳穴就是分布在耳郭上的腧穴，所以我们可以通过耳穴来调理脏腑经络气血。推荐更年期女性常用的耳穴有肝、肾、脾、内分泌，伴有失眠、盗汗、焦虑可再加神门、皮质下、交感。

使用方法：选定耳穴，寻得敏感点后，将贴压材料（如王不留行籽）贴压于双侧耳穴（也可单侧），每次选穴5~6个。用食指、拇指捻压耳穴至酸沉麻痛，每日自行按压3次，3日更换1次。

◎穴位按摩

穴位按摩可刺激人体特定穴位，激发经络之气，达到通经活络、调节人体功能的作用。更年期综合征常用穴位有：肝俞、肾俞、太溪、涌泉、三阴交、关元等。失眠加心俞、神门；月经不调加中脘、血海；神疲乏力加丰隆、脾俞；抑郁易怒加太冲、丰隆。

方法：每日1次，每次选用5穴，按压3~5分钟，以腧穴处感到酸麻胀痛为度。

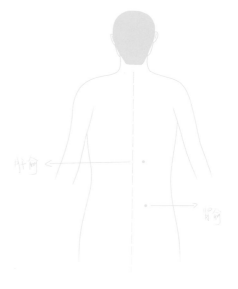

◎艾灸

《扁鹊心书》称"无病灸之，可强壮延年，有病灸之，可救急疗疴"，强调了灸法养生保健的功能。艾灸是通过燃烧艾条产生的艾热刺激人体穴位或特定部位，通过激发经气的活动来调整人体紊乱的生理功能，从而达到防病治病目的的一种治疗方法。建议选穴：中脘、关元、气海、足三里、血海、三阴交等，亦可参考选取如上穴位。

方法：用艾条或艾灸盒熏烤，使局部有温热感而无灼痛为宜，一般每处灸10~15分钟，注意防止烫伤。

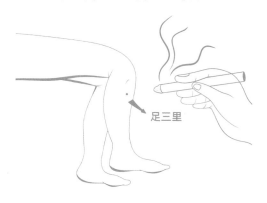

足三里

---

**参 考 文 献**

［1］中华医学会妇产科学分会绝经学组.绝经期管理与激素补充治疗临床应用指南［J］.中华妇产科杂志，2013，48（10）：795-799.

［2］孙丽红.更年期，饮食须"达标"［J］.中医健康养生，2021，7（2）：21-22.

［3］伍佩英，韩婷.更年期食谱［M］.上海：上海科学技术出版社，2005.

［4］张群湘.妇女更年期的食疗药膳调理［J］.健康指南医疗保健服务，2015（1）：59-60.

［5］王文龙，米靖，陆一帆，等.运动干预女性更年期症状研究进展［J］.中国运动医学杂志，2021，40（2）：153-160.

［6］王艳娜，李青，范红敏.运动改善妇女围绝经期综合征症状的研究进展［J］.承德医学院学报，2016，33（6）：514-516.

# 第三章

03

## 前列腺增生倾向

# 一、何为前列腺增生倾向

前列腺增生又称前列腺肥大。前列腺增生是人体在性激素平衡失调等因素作用下，引起后尿道黏膜下的中叶或侧叶的腺体结缔组织及平滑肌组织逐渐增生，形成多发性球状结节，使尿道、膀胱和肾脏发生一系列功能紊乱的疾病。前列腺增生在全球高发，且其发病率有随时间推移逐步增加的态势。随着男性年龄的增长，由性激素代谢障碍等因素导致前列腺内部细胞消长平衡打破，导致前列腺腺体移行带内平滑肌和上皮细胞增殖，前列腺体积变大，正常结构和功能被破坏，梗阻膀胱出口，出现一系列膀胱变化及进行性排尿障碍，主要表现为小便次数增加、小便急迫的膀胱刺激征和小便困难无力、尿流细弱、尿潴留等尿路梗阻症

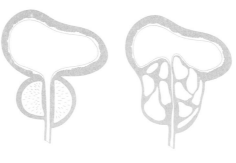

正常的前列腺　　　增生的前列腺

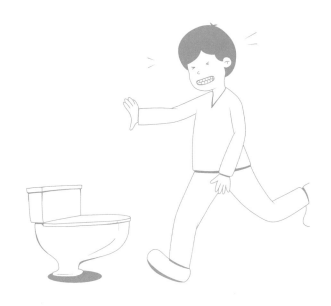

状。发病初期，表现为排尿次数增多，夜间少则2~3次，多则5~6次，而且排尿时间延长。随着前列腺的进一步增生，尿液受阻现象会越来越重，尿流变细，使尿潴留在膀胱内不能排出，久之，膀胱代偿能力逐渐减退、丧失。如果饮酒、劳累，加之气候变化就会引起前列腺进一步充血、水肿而加重阻塞症状，继而引起输尿管积水、肾功能衰竭，而出现昏迷等尿毒症症状，危及生命。

表3-1为国际前列腺症状评分（IPSS），其中0~7分为轻度症状，8~19分为中度症状，20~35分为重度症状。

表3-1 国际前列腺症状评分

| 自我测试的评分范围是最近一个月内 | 从不（0分） | 少于1/5（1分） | 少于1/2（2分） | 大约1/2（3分） | 几乎总是（5分） |
|---|---|---|---|---|---|
| 1. 排完尿后，感到未完全排空膀胱的频率是多少？ | | | | | |

续表

| 自我测试的评分范围是最近一个月内 | 从不（0分） | 少于1/5（1分） | 少于1/2（2分） | 大约1/2（3分） | 几乎总是（5分） |
|---|---|---|---|---|---|
| 2．你在2小时内不得不再次排尿的频率是多少？ | | | | | |
| 3．自己在排尿时多次终止又重新开始的频率是多少？ | | | | | |
| 4．自己难以延迟排尿时间的频率是多少？ | | | | | |
| 5．你感到尿流无力的频率是多少？ | | | | | |
| 6．你不得不通过按压腹部来排尿的频率是多少？ | | | | | |
| 7．从夜间睡觉到次日早上起床这段时间内，通常你要起夜多少次？ | | | | | |
| 8．从夜间睡觉到次日早上起床这段时间内，通常你要起夜多少次？ | | | | | |
| 症状总评分 | | | | | |

　　一般情况下，轻度症状要到医院进一步检查，做前列腺B超、前列腺特异抗原（PSA）等相关检查，观察3个月，定期随访；而

中度症状者一般需要药物治疗；重度症状者药物控制不好时就要考虑手术治疗。另外，如果7个问题中的任何一个得分超过3分，那么即使总分不高，也需要考虑相应的治疗方案。

## 二、如何预防前列腺增生倾向

### 1. 会吃

前列腺增生患者不能因尿频而减少饮水量，要多吃新鲜水果、蔬菜、粗粮及大豆制品，多食蜂蜜、牛肉和鸡蛋。胡萝卜能预防前列腺癌，提高身体的抵抗力。韭菜能有效预防前列腺炎、前列腺增生；南瓜子可以抗老化，预防前列腺肥大；黄豆中含有植物性荷尔蒙，有效预防前列腺增生；服用蜂花粉及其制品，可使前列腺组织增加血液循环，减少水肿，提高疗效，而且无副作用。干果果仁、小麦、玉米、小米等含麦芽油丰富的食物中含有一种能影响男

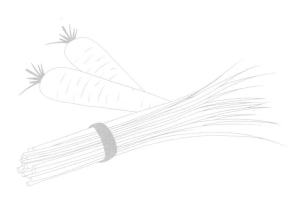

性激素产生的神秘物质，这些食物应多食。此外，葵花子、核桃仁、杏仁、花生、松子仁等也对预防前列腺增生有益，前列腺增生患者平时可适当食用。

另外还需要避免食用一些食物，比如：①生冷食物。但前列腺遇寒冷刺激又会收缩，导致尿液流通不利，因此患有前列腺增生的人不宜吃生冷食物，譬如冰激凌、冷冻饮料、棒冰、冰啤酒、冰西瓜等。②辛辣刺激食物。对于前列腺增生的人来说，辛辣食物可以使前列腺充血肿胀，影响排尿，因此在平时应忌食辣椒、辣油、咖喱、芥末、胡椒等。③酒。其对于前列腺增生的人有很大影响，特别是白酒，饮用后会使前列腺充血而导致小便不畅，黄酒、葡萄酒等对前列腺也有一定的刺激作用。另外，过量饮酒易导致急性尿潴留。总之应尽量避免食用生冷食物、辛辣刺激食物，少饮酒。

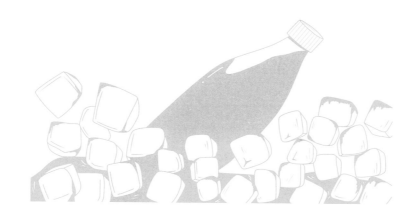

## 2．会运动

前列腺增生并不需要做特殊的运动，任何运动都无法治疗前列腺增生。前列腺增生应该避免过长时间骑自行车，因为骑自行车对于前列腺会有压迫，容易造成前列腺部位瘀血，从而加重前列腺增生的症状，所以患者要减少骑自行车的时间。除此之外，其他运动是可以进行的，例如跑步、打篮球、打羽毛球、游泳健身等。

## 3．会保健

前列腺增生是老年男性的常见疾病，临床上以尿频、排尿困难，甚至尿液无法排出为主要症状。前列腺增生属中医癃闭范畴，根据中医的辨证论治，该病的定位在膀胱精室，而与肝、脾、肾密切相关，基本病机为湿热下注、痰瘀互阻、脾肾亏虚，故治疗以清热利湿、化瘀散结、补益脾肾为基本原则。

以下介绍几道实用的保健药膳。

### 冬瓜薏米汤

**材料** ▶ 冬瓜350 g、薏米50 g、白糖适量。

**做法** ▶ 将冬瓜切成块，与薏米煎汤，用白糖调味。

**用法** ▶ 以汤代茶饮。

**功效** ▶ 清热利湿。

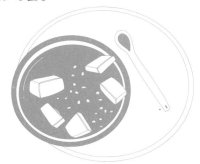

## 田螺通淋汤

**材料** ▶ 田螺250 g、鲜益母草125 g、车前子125 g。

**做法** ▶ 将田螺去尾尖后洗净，车前子用布包好，放入益母草，加水适量，共煮汤。

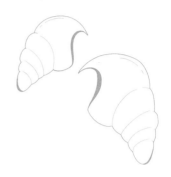

**用法** ▶ 代茶饮用。

**功效** ▶ 清热利湿，化瘀通淋。

## 大枣米粥

**材料** ▶ 大枣30 g、粳米100 g、冰糖适量。

**做法** ▶ 将大枣、粳米加水适量煮至粥成，加入冰糖搅拌均匀。

**用法** ▶ 空腹食用。

**功效** ▶ 健脾和胃，清热利湿。

## 知地麻鸭

**材料** ▶ 地黄30 g、知母20 g、牛膝20 g、麻鸭1只（约1 000 g）、盐适量。

**做法** ▶ 鸭子去毛、内脏及头、足，将材料中的药物用纱布包好，放入鸭腹，置砂锅内，加水适量，用文火炖熟，调味即成。

**用法** ▶ 吃鸭肉饮汤。

**功效** ▶ 滋阴清热。

# 枸杞粥

**材料** ▷ 鲜枸杞叶60 g、粳米60 g。

**做法** ▷ 先将枸杞叶加水煎煮2次，去渣取汁，再加粳米一起煎煮成粥。

**用法** ▷ 早晚食用。

**功效** ▷ 养阴清热，益气和胃。

# 羊脊骨羹

**材料** ▷ 羊脊骨1具，肉苁蓉50 g，荜茇10 g，葱、姜、料酒、盐、淀粉适量。

**做法** ▷ 将羊脊骨槌碎，肉苁蓉洗净后切片，与荜茇共煮，去渣取汁，加葱、姜、料酒、盐等调味，勾芡成羹。

**用法** ▷ 早晚分次食用。

**功效** ▷ 补肾益气。

# 茅根瘦肉汤

**材料** ▷ 鲜茅根150 g，猪瘦肉250 g，盐、鸡精适量。

**做法** ▷ 将猪肉切成细丝，与茅根一起加水适量煮熟，酌加盐、鸡精调味。

**用法** ▷ 分次喝汤吃肉，可常服。

**功效** ▶ 清热、利湿、通淋。

## 花生红枣粥

**材料** ▶ 红小豆、花生米、红枣各100 g。

**做法** ▶ 以上材料洗净后用清水浸泡2小时，浸泡的水不用换，直接下锅熬。开始用大火煮，煮15分钟后改用文火再煮1小时，烂成粥最好（如枣去核烂得更快）。

**用法** ▶ 随饭食用，一两碗均可。

**功效** ▶ 利水消肿，清热解毒，益气健脾。

## 参芪冬瓜汤

**材料** ▶ 党参15 g，黄芪20 g，冬瓜50 g，味精、香油、盐适量。

**做法** ▶ 将党参、黄芪置于砂锅内加水煎15分钟，去渣留汁，趁热加入冬瓜，煮至熟软，再加味精、香油、盐调味即成。

**用法** ▶ 佐餐食用。

**功效** ▶ 健脾益气，升阳利尿。

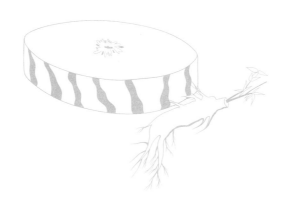

参 考 文 献

［1］孙自学，宋春生，邢俊平，等.良性前列腺增生中西医结合诊疗指南（试行版）［J］.中华男科学杂志，2017，23（3）：280-285.

［2］吴阶平.吴阶平泌尿外科学［M］.济南：山东科学技术出版社，2005.

［3］Madersbacher S，Alivizatos G，Nordling J，et al. EAU 2004 guidelines on assessment，therapy and follow-up of men with lower urinary tract symptoms suggestive of benign prostatic obstruction （BPH guidelines）［J］. Eur Urol. 2004，46（5）：547-54.

［4］吴登梅.药膳缓解前列腺炎［N］.中国中医药报，2013-08-09（6）.

［5］何如海.前列腺炎的药膳辅助治疗［N］.民族医药报，2007-09-14（3）.

［6］继培.前列腺增生患者的药膳汤疗［J］.医药与保健，2009，17（2）：64.

［7］林淑华.辅助治疗前列腺增生的药膳（上）［J］.长寿，2010（5）：28.

［8］林淑华.辅助治疗前列腺增生的药膳（下）［J］.长寿，2010（6）：1.

# 第四章

04

男性生殖功能减退

# 一、何为男性生殖功能减退

男性生殖健康是指在整个生命过程中，与男性生殖相关的人体结构、功能以及在生殖行为过程中的生理、心理与社会完美和谐的健康状态，而不仅仅指有没有疾病或是否健康。其包括：①具有良好的生殖和性生活能力；②性生活安全，不使自己及性伴侣患性病；③对自己的性和生殖行为有社会和家庭责任感，保护自己的妻子无意外妊娠；④主动获得适当的保健服务。

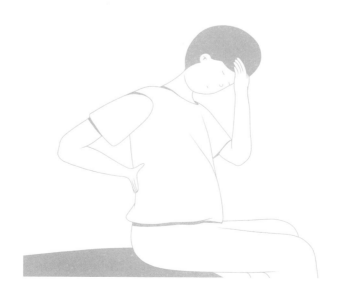

男性生殖亚健康状态是指介于男性生殖健康与生殖疾病的不稳定中间状态，即持续存在或反复发作男性生殖（性）不适状态或适应能力显著减退而无明确疾病诊断，或有明确诊断但所患疾病与目前生殖（性）不适没有直接因果关系的状态。从中医学上简单来说便是肾的精气、阴阳不足，脏腑功能减弱，在正常的范畴内有所缺失，提供生命活动的原动力不足，从而导致腰酸、乏力、畏寒、盗汗等身体各部位"零件"出现运行不良的亚健康表现。

男性生殖亚健康的发生与生理、心理、社会和环境等诸多因素有关。

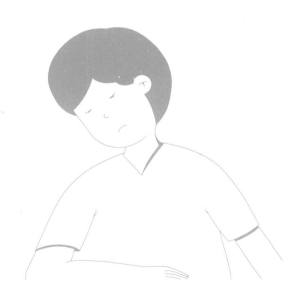

（1）生理与心理因素。男性在家庭和社会中占有重要地位，工作和精神压力往往导致过度疲劳、睡眠不佳、免疫力下降。此外受不良生活习惯的影响，如酗酒引起的慢性酒精中毒，导致睾丸萎缩、精液质量下降；香烟中的有害物质如尼古丁、亚硝胺等可引起睾丸受损、生精障碍。

（2）环境因素。环境污染，如各种化学物质、化学药物、杀虫剂、交通废气等，均使男性生殖亚健康问题日趋严峻。

（3）其他因素。如洗桑拿、蒸气浴等高温对睾丸生殖功能的影响。

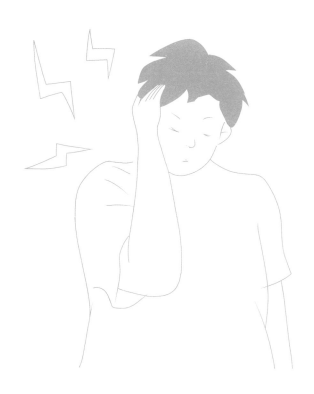

# 二、如何预防男性生殖功能减退

## 1. 会吃

中医认为精有先天后天之分，两者皆封藏于肾，先天之精即生殖之精，有赖于后天之精充养，脾胃为后天之本，只有饮食功能正常，才能消化吸收水谷精微，才能更好地补养先天，此即临床中常用的培后天以养先天之法。所以应当重视食物的作用。

◎应该多吃的食物

动物内脏含有较多的胆固醇，胆固醇是合成性激素的重要原料，还含有肾上腺素和性激素，能促进精原细胞的分裂和成熟。因此，适量食用动物内脏，有利于提高体内雄激素水平，

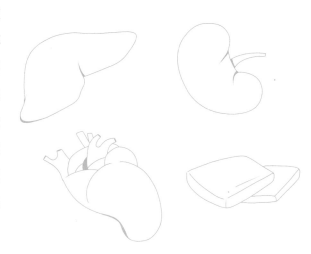

增加精液分泌量，提高性功能。

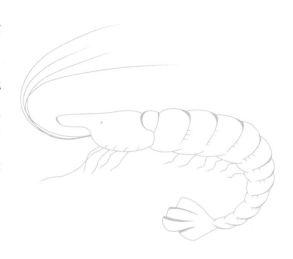

　　精子中富含微量元素锌，锌对维持男性正常的生殖功能起着不可小觑的作用。因为锌是精子代谢必需的物质，并能增强精子的活力，多食富含锌的食物，如牡蛎、虾、蛤、贝类、动物肝、胡桃仁、牛乳、豆类、麸皮及莲子等是必要的。牡蛎肉中锌的含量居众物之冠，其有助于精子的核酸与蛋白质代谢，并能提高性能力。但要注意每天锌的摄入量绝不能超过15 μg，因为过量服用锌会影响人体内其他矿物质的作用。另外，瘦肉中也含有锌，120 g瘦肉中含锌7.5 μg。

　　富含氨基酸的食物都有助于补益肾精。这类食物有鳝鱼、泥鳅、海参、墨鱼、章鱼、蚕蛹、鸡肉、冻豆腐、紫菜、豌豆等。

　　含钙食物中的钙离子能刺激精子成熟。含钙丰富的食物有虾皮、咸蛋、蛋黄、乳制品、海带、芝麻酱等。

　　精子质量与精囊中所含果糖的数量有关，如果精液中所含果糖的量低，容易引起死精子症，而果糖在蜂蜜及许多水果，如梨、苹果、葡萄、甜橙中含量尤为丰富。

　　对于男性来说，巧克力是一种不错的健康食品。这是由于其含有丰富的碳水化合物和乳脂，会在体内产生热量。现代科学研究揭示，这种乳脂会发出一种特殊的香甜芬芳气味，从而催化人体唾液产生一种免疫球蛋白的抗体，因此可以增加机体抵御风寒、细菌和病毒的能力，对于经常在外奔波的男性而言是适宜的食品。

优质蛋白质是形成精液的主要原材料，可吃些牛奶、瘦肉、鸡鸭、蛋类、鱼虾、豆制品等富含蛋白质的食物。

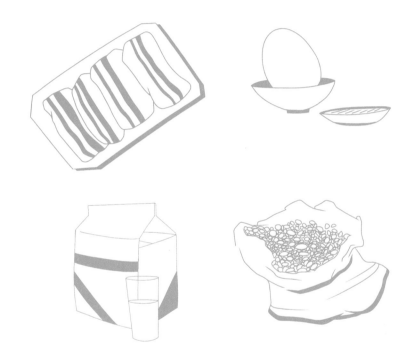

维生素为精子生成提供原料，促进精子发生，还会保护性器官不受其它氧自由基的损伤。其中，维生素C、维生素E与生殖系统关系最为密切，具有防止性器官老化，增强精子活力的多种作用；亦可多食用谷类、麦胚芽油、绿叶蔬菜、蛋黄、坚果和水果。

◎应该少吃或不吃的食物

不宜饮浓茶、咖啡及碳酸饮料。首先是茶，特别是工夫茶。这是因为茶中含有茶氨酸等成分，这些成分容易使前列腺兴奋，促使前列腺血管敏感活跃，从而容易引发前列腺发炎或复发。一般而言，越浓的茶导致前列腺发炎率越高。其次是咖啡，其中也含有使前列腺兴

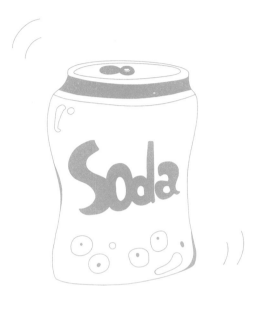

奋的成分，容易造成前列腺肿大，喝多了咖啡的男性通常会有排尿不顺畅的感觉。再次为碳酸饮料，这是被国外营养专家列入垃圾食品名单的种类。充气的碳酸饮料中除蔗糖外，很少有其他营养成分。碳酸饮料中大多添加碳酸、柠檬酸、乳酸成分，会使人体体液处于一种酸性状态，而人体本身体液处于碱性状态，因此，碳酸饮料并不利于人体疲劳的消除，也容易对男性精液中的碱性状态产生干扰。研究表明，碳酸饮料中的酸性物质、添加剂、防腐剂和咖啡因共同作用会在一定程度上降低性能力，限制精子的活力。当然，现在比较流行的奶茶其实对于男性生育能力也有很大的影响，奶茶中使用了大量的奶精，而奶精的主要成分为氢化植物油，是一种反式脂肪酸，会减少男性荷尔蒙的分泌，

可抑制精子的活力，对精子的活跃性产生负面影响，因此一定要注意。

不宜多食烧烤和油炸食品。烧烤和油炸的淀粉类食物中含有致癌毒物丙烯酰胺，可导致男性少精、弱精。

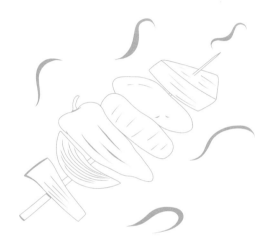

不宜多食棉籽油。棉籽油中含有一种成分叫棉酚，这种成分可以抑制精子生成。成年男子若服用棉籽油的提取物棉酚40天，每天60~70 mg，短期内精子会全部被杀死，并逐渐从精液中消失。

## 2．会运动

（1）应经常进行体育锻炼，但运动强度要适度，可以尝试慢跑、游泳、瑜伽等。肥胖的男性相比较身材正常的男性，其雌性激素相应增加，不仅影响青少年的睾丸和生殖器的发育，还会妨碍成年人精子的生成，影响精子的活动力、畸形率等。因此，肥胖的男性在平时应多加运动，把体重控制在正常范围。

（2）加强锻炼。可练习太极、八段锦，同时配合跑步、游泳等有氧运动。但需要注意不能汗出过多，以免损伤津液，运动至出微汗即可。特别是在冬季这个万物收藏的季节，需要注意顾护阳气。

（3）可做仰卧起坐。其可锻炼男人做爱时最重要的肌肉——腹肌，次数因人而异，到后期可慢慢增加。

（4）进行柔韧训练。盘腿坐下，身体稍微向前倾斜，双臂尽量前伸。当感到腹股沟有拉伸感时，柔和地再屈身一或两次。放松一会儿再重复以上动作2~3次。

（5）双肩运动。将双臂向前伸直，用右手抓住左手腕，再将双臂伸拉到头的上方，并稍微向后用力，直到腋窝处感到轻微的拉伸感。保持这一姿势约5秒，然后放松双臂，再重复这一动作1~2次。

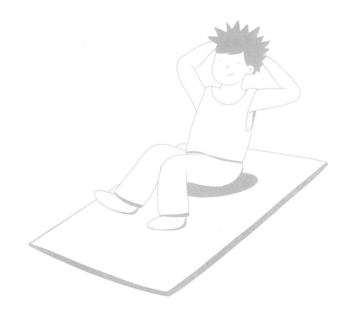

## 3．会保健

（1）节制房事，以不感到疲劳为度。青年男性性生活以一周1~2次为宜，40岁以后逐渐减少为两周1~2次。忌酒后同房、纵欲过度。当然，性生活次数多少也要因人而异，以性生活后次日不疲劳，无头晕目眩、腰酸腿软等为宜。

（2）保持心情开朗。现代人生活压力较大，大家需要寻找内心的平衡和舒适。尤其性生活前需适当调整好情绪，如互相温存地交流，听听轻音乐，同时要相信自己的能力，切忌紧张和无故怀疑自己的性功能，害怕失败，则往往会失败。

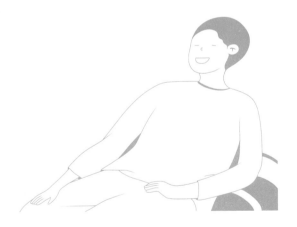

（3）慎用药物。如降压药可减弱性欲，青壮年高血压患者要慎用。中药如鹿茸、动物的肾等，虽有较好的壮阳、增强性功能的作用，但久服又可耗伤肾阴，从而导致肾阳化源不足而衰退。

（4）戒烟、戒酒。新的研究表明，吸烟是导致阳痿的潜在因素。有人调查了116名吸烟者，发现常年吸烟会影响血液循环。

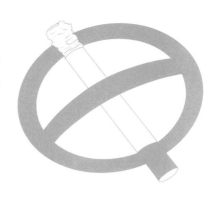

1986年，加拿大一学者用一种微型测压装置测量了178名吸烟和不吸烟阳痿患者的阴茎血压，发现每4名吸烟者中就有一人的阴茎血液循环不良，而不吸烟者则每12人中才有一人有此症状。可见吸烟能损害阴茎的血液循环。此外，研究发现吸高尼古丁含量香烟的人阴茎勃起慢于吸低尼古丁含量香烟的人。因此故戒烟可预防性功能减退，对于那些吸烟及性生活有问题的人更应该戒烟。

（5）睡眠是补肾良药。人们在劳动、工作、学习中消耗的大量能量，除了靠饮食来补偿外，还需要靠睡眠来补偿，要尽可能保证子午觉的充足，避免熬夜。

（6）尽量避免穿紧身裤，穿着舒服、宽松、透气性好的裤子，勤换洗内裤，注意个人卫生。

（7）避免经常泡热水澡及温泉，温度过高也会影响精子的畸形率；避免经常去蒸桑拿和泡温泉（蒸桑拿和泡温泉的时间也不宜过久），尤其是备孕期间的男性。

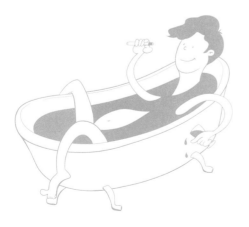

（8）避免不洁性生活，预防性传播疾病。

（9）学会释放情绪，加强与亲人、好友的沟通，表达真实的自己，获得他们的支持，让自己保持相对平和的心态。

（10）建议不要夹腿或跷二郎腿，以免阴囊摩擦产生热量。避免久坐，最好每小时起身活动一下。

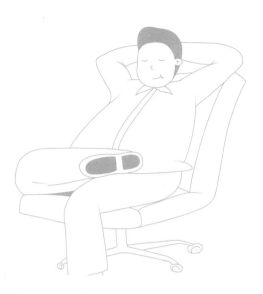

（11）避免接触有毒有害理化因素，远离X线等辐射，注意自我保护。长期处于高温环境，从事有毒有害化学产品生产，接触放射性物质和强电磁辐射及某些药物可导致睾丸生精功能遭受不可逆或者永久性的损害。

---

**参 考 文 献**

［1］刘章顺.成年男性性激素动态变化及其对生育功能的影响［D］.上海：上海交通大学，2017.

［2］陆桂芳.男性生殖健康走出五大误区［J］.健康博览，2009（8）：21–23.

［3］周善杰.我国中老年男性生殖健康评估体系的建立与现状研究［D］.北京：中国协和医科大学，2009.

［4］李玉秀，许筱颖，王竹风，等.浅析肾主藏精的中医证型与男性生殖激素及ADAM评分的关系［J］.世界中医药，2017，12（7）：1531–1533+1537.

［5］黄永祥，黄丽娜.促性腺激素释放激素泵治疗成年男性特发性低促性腺激素性性腺功能减退症的临床效果与安全性探讨［J］.中医临床研究，2019，11（33）：47–48.

# 第五章

## 焦虑倾向

# 一、何为焦虑倾向

焦虑症是指在没有脑器质性疾病或其他精神疾病的情况下，以精神和躯体的焦虑症状为主要表现的一组精神障碍。焦虑倾向是指因工作、生活压力等造成身心方面紧张而引发的影响日常生活的一种情绪，更容易患上焦虑症。有研究认为焦虑症主要有以下六大表现：

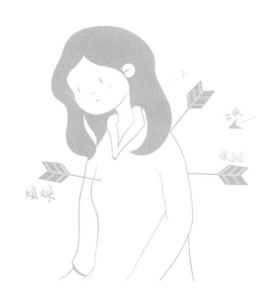

√失眠多梦。

√情绪过于紧张焦虑。

√在平时的工作中，焦虑症患者很难静下心来，并且会出现莫名其妙的烦躁。

√对生活中的事充满警惕。

√过分地担忧未来。

√无意识的动作增多。

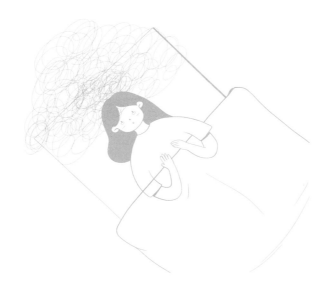

焦虑自评量表（SAS）（表5-1）常用来检测焦虑程度，不妨测一测你是否有焦虑倾向。

表5-1　焦虑自评量表（SAS）

| 项目 | 选项 | | | |
|---|---|---|---|---|
| 1. 我觉得比平常容易紧张和着急。 | A | B | C | D |
| 2. 我无缘无故地感到害怕。 | A | B | C | D |

续表

| 项目 | 选项 | | | |
|------|------|------|------|------|
| 3. 我容易心里烦乱或觉得惊恐。 | A | B | C | D |
| 4. 我觉得我可能将要发疯。 | A | B | C | D |
| 5. 我觉得一切都很好，也不会发生什么不幸。 | A | B | C | D |
| 6. 我手脚发抖打颤。 | A | B | C | D |
| 7. 我因为头痛、颈痛和背痛而苦恼。 | A | B | C | D |
| 8. 我感觉容易衰弱和疲乏。 | A | B | C | D |
| 9. 我觉得心平气和，并且容易安静坐着。 | A | B | C | D |
| 10. 我觉得心跳很快。 | A | B | C | D |
| 11. 我因为一阵阵头晕而苦恼。 | A | B | C | D |
| 12. 我有晕倒发作或觉得要晕倒似的。 | A | B | C | D |
| 13. 我呼气、吸气都感到很容易。 | A | B | C | D |
| 14. 我手脚麻木和刺痛。 | A | B | C | D |
| 15. 我因为胃痛和消化不良而苦恼。 | A | B | C | D |
| 16. 我常常要小便。 | A | B | C | D |
| 17. 我的手常常是干燥温暖的。 | A | B | C | D |
| 18. 我脸红发热。 | A | B | C | D |
| 19. 我容易入睡并且一夜睡得很好。 | A | B | C | D |
| 20. 我做噩梦。 | A | B | C | D |

A．从无或偶尔。（过去一周内，出现这类情况的日子不超过一天）

B．有时。（过去一周内，有1~2天有过这类情况）

C．经常。（过去一周内，有3~4天有过这类情况）

D．总是如此。（过去一周内，有5~7天有过类似情况）

选项分值：

正向计分：A=1　B=2　C=3　D=4

反向计分：A=4　B=3　C=2　D=1

反向计分项目为：5、9、13、17、19（共5题反向计分）。

评分方法：统计方法是把各题的得分相加为粗分，粗分乘以1.25，四舍五入取整数即得到标准分。分值临界值为T分=50，分值越高，焦虑倾向越明显。结果：50~59为轻度焦虑；60~69为中度焦虑；70分以上为重度焦虑。

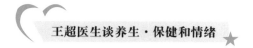

# 二、如何预防焦虑倾向

## 1．会吃

吃适合的食物有助于缓解焦虑。哪些食物有助于缓解焦虑呢？

◎鱼类和坚果

鱼类食品和坚果中所含的必需脂肪酸有助于缓解焦虑和沮丧情绪，是最能够缓解焦虑的食物。鱼类食物中含有的 ω−3 脂肪酸与常用的抗抑郁药物有类似作用，可增加血清素的分泌。

◎香蕉

　　香蕉中的生物碱成分，可以振奋精神和提高信心，是最常见的缓解焦虑的食物，而且香蕉是色氨酸和维生素B的最好来源，这些物质都可以帮助大脑减少忧郁情绪。

◎低脂牛奶

　　牛奶中富含高剂量的抗氧化剂、维生素$B_2$、维生素$B_{12}$、蛋白质和钙。其包含的乳蛋白肽可以降低血压，起到冷静的作用。而牛奶中的钾元素则有助于缓解严重形成的肌肉痉挛。有关调查发现，人体在摄入比较多的钙后心情会更加好，更容易获得快乐，不再容易紧张、暴躁焦虑了。而日常生活中牛奶、酸奶与奶酪是钙的主要来源，特别是低脂牛奶和脱脂牛奶中钙含量更加丰富。

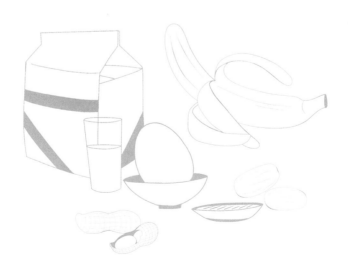

◎蓝莓

蓝莓虽然个头儿不大，但却是强效压力祛除剂。小小的蓝莓中富含高剂量的抗氧化剂和维生素C。每当压力来袭时，日常生活中都需要补充大量的维生素C和抗氧化剂来帮助身体保护和修复那些岌岌可危的"受虐"细胞。

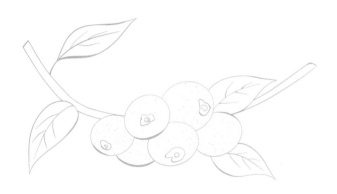

以下介绍两道保健膳食。

## 神仙粥

**材料** ▶ 山药、鸡头米、粳米适量。

**做法** ▶ 将山药蒸熟后去皮，鸡头米煮熟后去壳，加粳米共煮粥。

山药

# 红枣山药猪肚汤

**材料** ▶ 红枣、山药、猪肚、葱白适量。

**做法** ▶ 将红枣、山药、猪肚洗净，放入锅中，加水用武火煮开，撇去浮沫，改为文火炖煮，最后加入葱白即成。

## 2．会运动

运动是锻炼身体的重要方式，运动可以影响大脑中特定的神经系统，可以使人们更加亲近自己的身体。那么运动时应该注意些什么呢？

◎选择最佳的运动方式

无论何种运动，只要你喜欢就好。奔跑之后有酣畅淋漓的感觉，还能呼吸新鲜空气；有氧健身操使整个身体都舒展开，有利于血液循环；肚皮舞、瑜伽，使你从中学到了技巧，也获得了快乐！

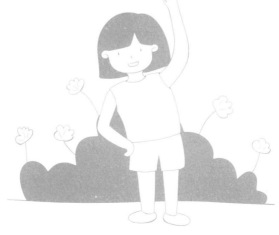

◎制订计划表并坚持完成

跑步可以选择慢跑，每天30分钟，一周保持5天运动量；可以逐步增加运动量，或者每次在运动场跑2 000米，每周坚持5次。如果是选择瑜伽、体操，每天30分钟。为防止疲倦，两种运动可以交替进行。

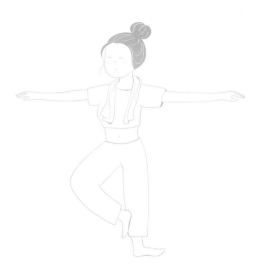

◎运动总结

把你运动之后的心情描述出来，户外运动可以写游记，看到自己的生活轨迹，你会感到充实和快乐。

## 3.会保健

随着经济的发展和生活水平的提高，人们越来越重视身体健康，中医养生保健越来越受到人们的喜爱。调查研究表明，中医传统特色疗法，如针灸、推拿等对缓解焦虑症、调节人的身心健康有良好的作用。

◎针刺疗法

针刺疗法以疏肝理气、调畅情志为主，佐以宁心调神之法。

研究表明，针刺督脉奇穴、百会穴可调动全身阳气，配合印堂穴具有镇静作用，有利于稳定患者的情绪，具有清心调神功效，还可疏调气机；针刺经外奇穴四神聪具有安神功效；针刺三阴交具有疏肝健脾功效，有利于情志畅达。

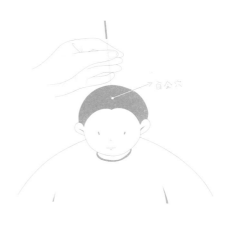

◎中医推拿

中医推拿采用推、滚、揉、拨的手法，对患者的腰、背部进行推拿，使其背部肌肉充分放松；同时用手指点揉各个重要穴位，以调节脏腑功能；按压颈项部改善气血运行状况；按揉太阳穴、百会穴、神庭穴等穴位达到镇静安神功效。每次治疗后自觉全身放松、平心静气、宁心安神。

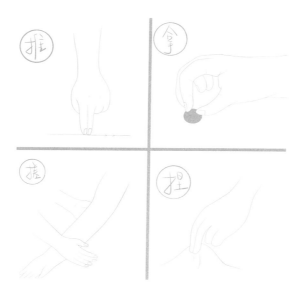

◎健身气功

健身气功是以自身形体活动、呼吸吐纳、心里调节相结合为主要运动形式的传统体育项目，是一种身心结合的运动，旨在调节呼吸、心脏和身体，能增强体质，调节心理健康，达到身心和谐的境界。

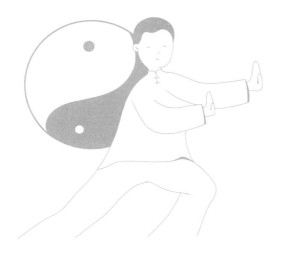

参 考 文 献

［1］丁高恒，殷晓春，慕婷婷，等. 敦煌遗方"神仙粥"抗衰老作用的研究［J］. 西部中医药，2018，31（2）：19-21.

［2］俞晓青，包晓萍，王青平，等. 不同中医证型药膳干预在老年功能性消化不良患者中的应用价值［J］. 中华全科医学，2019，17（3）：483-486.

［3］张颖. 针刺联合推拿治疗广泛性焦虑症睡眠障碍患者的临床效果［J］. 医疗装备，2020，33（21）：65-66.

［4］贾固华，王震. 常见老年人精神疾患的健身气功锻炼原理与方法［J］. 武术研究，2019，4（8）：89-93.

［5］郑云峰. 健身气功改善农村留守女中学生焦虑、抑郁和自尊的调查研究［J］. 西南师范大学学报（自然科学版），2019，44（10）：75-79.

# 第六章

## 06

### 抑郁倾向

# 一、何为抑郁倾向

抑郁症是一种常见的精神疾病，以显著而持久的情绪低落、快感缺失、思维和认知功能迟缓为主要临床特征，自杀率较高。抑郁症倾向是指患者有抑郁症的前期表现但是尚未达到抑郁症的程度。世界卫生组织在2012年发布的一份题为《抑郁症：全球性危机》的报告中指出：抑郁症已成为中国第二大负担疾病，预计在2030年将上升至世界疾病负担首位。全球抑郁症患病率约为4.4%，我国的患病率约为4.2%。想要测试一下自己是否有抑郁倾向吗？那就来完成接下来的自测表（表6-1）吧！

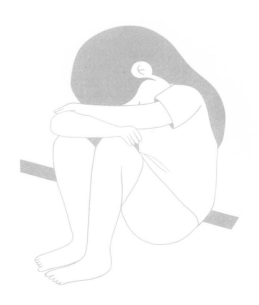

表6-1　抑郁自测表

| 项目 | 选项 | | | |
|---|---|---|---|---|
| 1. 我觉得闷闷不乐，情绪低沉。 | A | B | C | D |
| 2. 我觉得一天中早晨最好。 | A | B | C | D |
| 3. 我会一阵阵哭出来或觉得想哭。 | A | B | C | D |
| 4. 我晚上睡眠不好。 | A | B | C | D |
| 5. 我吃得跟平常一样多。 | A | B | C | D |
| 6. 我与异性密切接触时和以往一样感到愉快。 | A | B | C | D |
| 7. 我发觉我的体重在下降。 | A | B | C | D |
| 8. 我有便秘的苦恼。 | A | B | C | D |
| 9. 心跳比平常快。 | A | B | C | D |
| 10. 我无缘无故地感到疲乏。 | A | B | C | D |
| 11. 我的头脑和平常一样清楚。 | A | B | C | D |
| 12. 我觉得经常做的事情并没有困难。 | A | B | C | D |
| 13. 我觉得不安而平静不下来。 | A | B | C | D |
| 14. 我对未来抱有希望。 | A | B | C | D |
| 15. 我比平常容易生气激动。 | A | B | C | D |
| 16. 我觉得做出决定是容易的。 | A | B | C | D |
| 17. 我觉得自己是个有用的人，有人需要我。 | A | B | C | D |
| 18. 我的生活过得很有意思。 | A | B | C | D |
| 19. 我认为如果我死了，别人会生活得更好。 | A | B | C | D |
| 20. 平常感兴趣的事我仍然感兴趣。 | A | B | C | D |

A. 从无或偶尔。（过去一周内，出现这类情况的日子不超过一天）

B. 有时。（过去一周内，有1~2天有过这类情况）

C. 经常。（过去一周内，有3~4天有过这类情况）

D. 总是如此。（过去一周内，有5~7天有过类似情况）

选项分值：

正向计分：A=1　B=2　C=3　D=4

反向计分：A=4　B=3　C=2　D=1

反向计分项目为2、5、6、11、12、14、16、17、18、20（共10题反向计分）。

评分方法：统计方法是把各题的得分相加为粗分，粗分乘以1.25，四舍五入取整数即得到标准分。自测表总粗分的正常上限为41分，分值越低状态越好。总粗分≥50为有抑郁症状。抑郁严重度=各条目累计分/80。结果：0.5以下者为无抑郁；0.5~0.59为轻微至轻度抑郁；0.6~0.69为中至重度；0.7以上为重度抑郁。

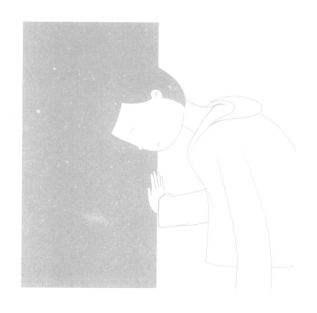

# 二、如何预防抑郁倾向

## 1．会吃

调查研究表明，饮食调理有利于调节躯体症状和惊恐反应，缓解焦虑和易怒的情绪。哪些食物可以调节人们的心情呢？

◎ 开心果

开心果含有大量 ω−3 脂肪酸，它可以使人心情愉悦。ω−3 脂肪酸具有抗炎症、抗血栓、降低血脂、舒张血管的特性，可以通过阻断神经传导路径，增加血清素的分泌，而血清素就是身体里面的快乐信使。每天食用10~20颗开心果，对人体健康有好处。

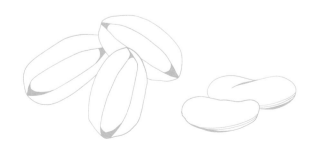

◎深海鱼

研究发现，全世界住在海边的人都比较快乐，这不只是因为大海让人神清气爽，而是因为住在海边的人常吃鱼。哈佛大学的研究指出，海鱼中的ω–3脂肪酸与常用的抗忧郁药如碳酸锂有类似作用，能阻断神经传导路径，增加血清素的分泌量。

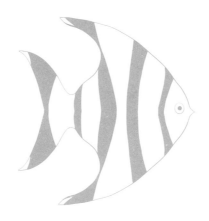

◎菠菜

菠菜是广为人知的含有叶酸最多的蔬菜，尤其是深色蔬菜里的叶酸可以改善和稳定情绪。蔬菜里的α–亚麻酸也是ω–3脂肪酸的一种，能增加血清素的分泌量。

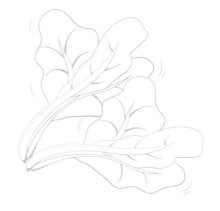

◎富含维生素B的食物

最新研究表明，维生素B对治疗抑郁症有较大的帮助。研究发现，如果抑郁症患者的血液中含有较多的维生素B$_{12}$，患者治疗后的效果就比较显著。老年患者如果体内含有较多的维生素B$_1$、维生素B$_2$和维生素B$_6$，治疗效果明显好于其他抑郁症患者。维生素B$_{12}$可从动物身上获取，食用动物肝脏、鸡蛋黄和鱼类可提高维生素B在血液中的含量。

◎玫瑰花茶

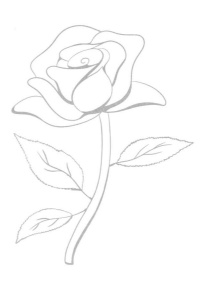

中医认为，玫瑰花味甘微苦、性温，最明显的功效就是理气解郁、活血散淤和调经止痛。此外，玫瑰花的药性非常温和，能够温养人的心肝血脉，舒发体内郁气，起到镇静、安抚和抗抑郁的功效。泡玫瑰花的时候，可以根据个人的口味调入冰糖或蜂蜜，以减少玫瑰花的涩味，加强功效。需要提醒的是，玫瑰花最好不要与茶叶泡在一起喝。因为茶叶中有大量鞣酸，会影响玫瑰花舒肝解郁的功效。

以下介绍一道保健膳食。

## 茯苓山药粥

**材料** ▶ 茯苓、山药、粳米、葱白适量。

**做法** ▶ 将茯苓、山药洗净切块后放入锅中，加入粳米和适量清水，用武火煮开，改为文火继续炖煮，最后加入葱白。

## 2．会运动

美国有学者研究发现，如果正常人每周花上约60分钟的时间运动，患抑郁症的概率就会降低50%。换句话说，一个正常人每周只要增加1个小时的时间做有氧运动，患抑郁症的可能性就会减少一半。因此适量的运动可以减少抑郁倾向。

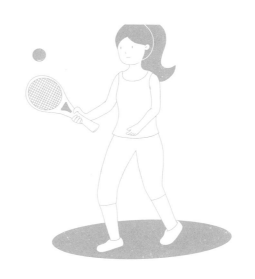

在过去的研究中，规律且适当的运动能增加脑内啡（安多芬）的产生，对情绪有积极正面的影响。在这一方面，有氧运动的整体功效大于无氧运动，更大于不运动。因为有氧运动可增加身体的含氧量，对于情绪控制的助益大，吸气时让脑部细胞充满能量，头脑清晰的同时思考能力就自然能达到正向的效果。

## 3．会保健

练习中医养生功法如太极拳、五禽戏、八段锦、易筋经和六字诀等对改善和治疗抑郁症均有明显的效果。

◎太极拳

太极拳是以太极和阴阳辩证理念为核心思想，结合中医经络学和五行变化的一种内外兼修、柔和、缓慢、轻灵、刚柔相济的中国传统拳术。太极拳不仅能强身健体，技击对抗，更注重对精气神的培养和修炼。科学研究表明，太极拳能有效控制抑郁症患者的抑郁程度。

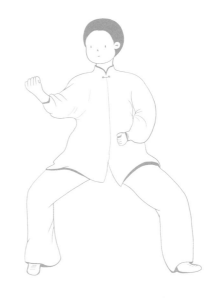

◎八段锦

八段锦是我国流传最广的古老导引术，该功法动作舒展优美，简单易学，能有效改善机体神经体液调节功能并加强血液循环，对肝、肠、脾、胃等腹腔脏器有柔和的按摩作用，进而舒展情志以改善抑郁症状。

参 考 文 献

［1］肖春霞，刘新，张星平. 从疏肝理脾升降枢纽辨治抑郁症临床经验［J］. 中医药学报，2021，49（4）：54-57.

［2］杨玉赫，冷德生，张荣兴，等. 中医养生功法对大学生抑郁症影响的研究进展［J］. 中国中医基础医学杂志，2020，26（8）：1214-1217.

［3］钟燕宇. 老年抑郁症的中医食疗研究［D］. 成都：成都中医药大学，2007.

［4］陆颖，赵晓霆，蒋婧，等. 八段锦干预抑郁、焦虑的研究现状与思考［J］. 上海中医药杂志，2020，54（12）：97-102.

［5］谭志刚，谭清文. 健身气功八段锦对抑郁症大学生心身影响研究［J］. 当代体育科技，2020，10（4）：182-183+185.

# 第七章

**07**

## 电子设备综合征

## 一、何为电子设备综合征

电子设备综合征指的是由于操作电脑、手机等时姿势不良、时间过久所导致的眼睛疲劳，手、腕、臂、肩功能性损伤等一系列不适症状。近年来随着各种电子设备的普及，上到老年人下至青少年都频繁接触到手机、电脑、平板、电视等这类电子设备，且呈现越来越低龄化的趋势。

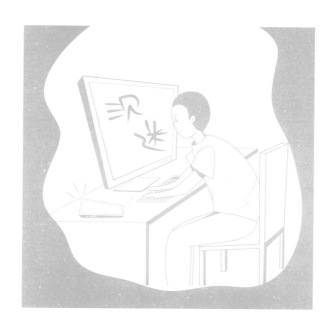

表7-1是电子设备综合征量表。

### 表7-1 电子设备综合征量表

| 项目 | 选项 | | | |
|---|---|---|---|---|
| 1. 每天都会长时间使用电子设备。 | A | B | C | D |
| 2. 在使用电子设备时沉溺其中,中间不会休息。 | A | B | C | D |
| 3. 会熬夜玩手机、电脑或者看电视。 | A | B | C | D |
| 4. 经常熬夜使用电子设备而失眠,难以入睡。 | A | B | C | D |
| 5. 白天感到犯困、昏昏欲睡。 | A | B | C | D |
| 6. 对于学习、工作感到费力。 | A | B | C | D |
| 7. 学习、工作时并不感到费力,但是继续进行时感到力不从心。 | A | B | C | D |
| 8. 做任何事都不能集中注意力。 | A | B | C | D |
| 9. 感觉到虚弱。 | A | B | C | D |
| 10. 感觉到体力不够。 | A | B | C | D |
| 11. 在使用电子设备过程中视物模糊、眼睛酸痛。 | A | B | C | D |
| 12. 颈、腰、肩酸痛。 | A | B | C | D |
| 13. 手腕酸痛,不灵活。 | A | B | C | D |
| 14. 因长期使用电子设备,身体发生相关病症。 | A | B | C | D |

A. 无症状　　　　　B. 轻

C. 中等　　　　　　D. 重

E. 极重

计分:A=0分　B=1分　C=2分　D=3分　E=4分

结果:总分29~56分,严重电子设备综合征;21~28分,有较为明显电子设备综合征;14~20分,有电子设备综合征;7~13分,可能有电子设备综合征;0~6分,没有电子设备综合征。

## 二、如何预防电子设备综合征

### 1. 会吃

众所周知，人脑是身体的"司令部"，大脑虽然重量只有体重的2%，但是每天需要的热能却高达人体消耗总能量的20%，而人脑能够利用的能源物质只有血液中的葡萄糖，因此需要保持血糖的平稳达标。

大脑细胞在代谢过程中还需要大量蛋白质来补充、更新，增加优质蛋白质的摄入能够增强大脑皮质的兴奋作用和抑制作用，保证大脑的正常工作。因此摄入富含优质蛋白质的食品，如去皮禽肉、蛋类、奶类及奶制品、水产品、瘦的畜肉、大豆及豆制品，都对大脑有利。

脂肪中的卵磷脂有一定的补脑作用，能使人精力充沛，工作和学习的持久能力增强。大豆及豆制

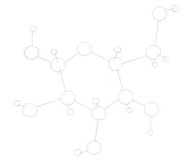

$C_6H_{12}O_6$

品、蛋黄等能够补充卵磷脂，但是由于紧张的电脑工作容易使机体出现脂肪代谢紊乱而发生高脂血症和肥胖，因此对于植物油、坚果等含油脂过高的食物，应保证适量摄入而不要过量。

　　紧张的神经活动使身体对维生素C、B族维生素的需要量提高25%~40%，长期用眼还增加维生素A的需要量。在食物中，动物肝脏、奶类、蛋类含有较多的维生素A，胡萝卜、韭菜中含有较多的β胡萝卜素，可在体内转变成维生素A，应经常选食。谷类、豆类、蔬菜、奶类、肉类等含有丰富的B族维生素，绿叶蔬菜、水果中富含维生素C，应在膳食中注意补充。此外必要时可在医生指导下每天补充1片复合维生素制剂，但是并不提倡不靠均衡饮食而仅靠保健品的做法，一方面这样容易导致营养素的浪费或者营养素中毒，另一方面还可能会影响其他营养物质的代谢。

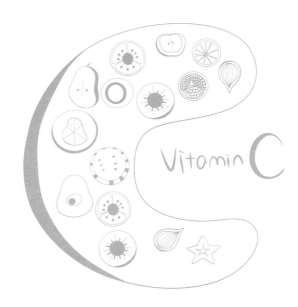

## 2．会运动

我们使用电子设备时间不宜过长，注意眼部保健。同时，也可以在办公室做简单的健身操来放松。

◎办公室健身操

1）手部运动

握紧拳头，然后放松，舒展手指，重复若干次；转动手腕1分钟。

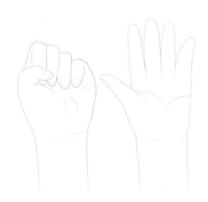

2）背部和肩部运动

站直，把右手放在左肩上，慢慢地回头。同样的方式右肩再做一次。如此重复做1分钟。

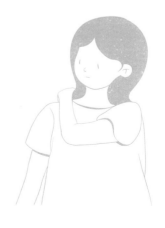

3）头部和颈部运动

头从从左往右转，再转回左边。将头往前低，再往后仰。重复做1分钟。

4）伸展运动

长时间操作计算机会造成颈部、肩部和腰部的僵硬和疼痛。每小时做5分钟以上这些伸展运动，或者闲时做几分钟，然后站起来在办公室里走走，你会感觉好多了。

◎办公室瑜珈

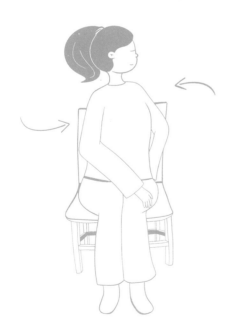

1）坐姿转背姿势

坐在椅子上，右手扶左膝关节，左手扶在背后或右髋关节上，吸气时转体，静止15~30秒，自然呼吸，然后还原呼气。左右各做4次。这个运动能纠正脊椎弯曲，缓解腰痛及背痛。

2）骑士姿势

坐在椅子上，双腿左右分开放于椅子两侧边沿，脖颈伸直，从头到尾骨要非常直。双手抬至胸前，上下重叠，挺胸立腰，收下颌，然后将臀离开椅子上提10厘米高，呈马步蹲式。注意要屈膝下腰、颈、背尽量伸直，呼气。接下来双腿逐渐向上伸直，提腰，站立，提高脊柱和腰的活力，消除腰部和骨盆内的淤血，增加头脑和腿脚的血流量。

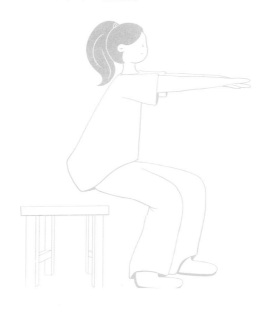

3）牛面式

坐在椅子上，将背肌伸展，右手向后由上而下，左手由下而上，绕到背后，双手在背后勾住，胸廓尽量张开，静止10秒，然后换相反方向。此动作可治疗、预防驼背，治疗肩周炎，提高手臂、肩膀的血行，促进肩臂、侧腹、胸廓的肌肉发达，强化手的灵活度。

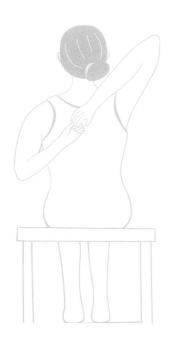

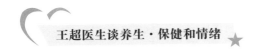
## 3．会保健

　　自我按摩时取坐位。拇指张开，其余四指并拢，虎口相对用力，自枕部开始沿颈椎棘突两旁的肌肉向下揉捏，至上背部手能摸到之处为止。如此反复揉捏3分钟，然后以相同手法揉捏患侧上肢和颈部两侧肌肉及上臂、前臂，反复交替，边揉边捏。在酸痛处，有时可触及条索状物，此处常为病变处，可重点捏揉。手法宜连贯持续，稍微着力，以揉捏处有酸胀感为佳，反复按揉约5分钟，双手可交换揉。或者摇晃颈项，取坐位，在头颈肌肉比较放松的情况下，轻轻缓慢摇晃转动颈项部，按顺时针方向与逆时针方向交替进行约3分钟。

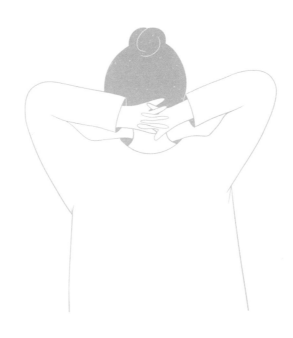

将头部、颈部抬起，双手交叉环抱在颈部后面做拉伸舒展颈部的动作；伸展的同时双手可以轻柔拿捏颈部肌肉，按摩的同时将颈部直立再抬头向上看，如此反复地进行10~20次就会缓解低头玩手机带来的颈部疼痛症状。按摩锻炼之后最好进行去掉枕头仰卧姿势的休息。如果疼痛症状没有再次出现，可以在空闲时间进行颈肩体操的练习，例如抬头收下颌，做左右看的动作以活动颈椎周围软组织以及颈椎之间关节，或者趴在床上进行抬头向上看的练习，锻炼颈部韧带肌肉的力量。

## 参 考 文 献

［1］佚名.药膳食疗养生早晚餐［J］.乡村科技，2016（25）：46.

［2］佚名.小小果蔬可帮你改善身体亚健康［J］.吉林蔬菜，2015（7）：13.

［3］马力平.亚健康状态的合理饮食［J］.蛇志，2006（4）：252.

［4］汪鑫鑫，李梦雪.办公室瑜伽，随时轻松练习［J］.秘书工作，2018（8）：74-76.

［5］佚名.办公室瑜伽五部曲［J］.体育博览，2016（11）：38-39.

# 第八章

08

## 失恋综合征

# 一、何为失恋综合征

　　某些人在失恋的时候，容易表现出极大的情绪落差，极度愤怒、悲伤，吃不下饭，睡不着觉，长期精神抑郁，甚至会产生胸痛、晕倒等症状，我们称之为失恋综合征，多发生于女性群体。

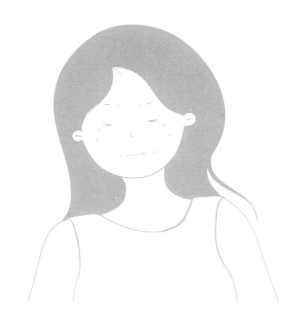

表8-1为失恋综合征量表。

表8-1  失恋综合征量表

| 项目 | 选项 | | | |
|---|---|---|---|---|
| 1. 上一段失恋让我记忆深刻。 | A | B | C | D |
| 2. 悲伤：常常伤心哭泣。 | A | B | C | D |
| 3. 因为没有人陪伴，经常感到孤独寂寞。 | A | B | C | D |
| 4. 失眠：难以入睡、易醒、睡得不深、多梦、梦魇、夜惊、睡醒后感到疲倦。 | A | B | C | D |
| 5. 我经常感到绝望、痛苦。 | A | B | C | D |
| 6. 经常无法集中注意力学习。 | A | B | C | D |
| 7. 体重明显下降。 | A | B | C | D |
| 8. 我变得沉默寡言，丧失自信。 | A | B | C | D |
| 9. 我开始有自残想法或想结束生命。 | A | B | C | D |
| 10. 想到失恋，我会恶心反胃，呼吸困难。 | A | B | C | D |
| 11. 我对自己的缺点感到不满意。 | A | B | C | D |
| 12. 我觉得我是天底下最不幸福和倒霉的人。 | A | B | C | D |
| 13. 分手都是自己不好或者自己的错。 | A | B | C | D |
| 14. 我恨前男（女）朋友。 | A | B | C | D |

A. 无症状　　　　　　B. 轻

C. 中等　　　　　　　D. 重

E. 极重

计分：A=0分　B=1分　C=2分　D=3分　E=4分

结果：总分≥29分，严重失恋综合征；21~29分，有较为明显的失恋综合征；14~20分，有失恋综合征；7~13分，可能有失恋综合征；0~6分，没有失恋综合征。

## 二、如何预防失恋综合征

### 1．会吃

失恋之后，可以多吃让心情变好的食物。

◎香蕉

香蕉含生物碱，可振奋精神和提高信心，而且香蕉是食物中色氨酸和维生素B$_6$的来源之一，它们都可帮助大脑制造血清素，减少忧郁的产生。下午加餐或早餐时都可以吃一根香蕉来帮助达到一天的水果量。

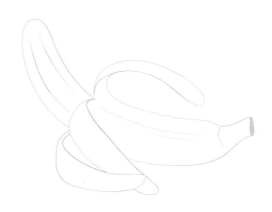

### ◎巧克力

吃巧克力会让人心情愉快，这是由于巧克力在大脑中释放复合胺的缘故。复合胺由色氨酸形成，人体自身无法制造，只能从外界食物获得。巧克力本身色氨酸含量并不高，但它含有大量的糖，可以引发胰岛素的生成。胰岛素确保糖分进入细

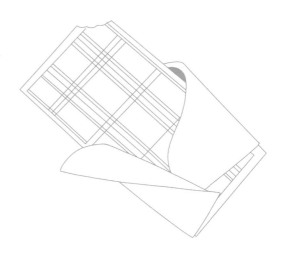

胞中，留下来的色氨酸进入大脑，被合成为复合胺。当复合胺停留在脑神经键中就会对人的情绪产生积极的影响，帮助我们赶走沮丧情绪。

### ◎葡萄柚

葡萄柚里丰富的维生素C不仅可以维持红细胞的浓度，使身体更具抵抗力，而且维生素C还可以抗压。最重要的是，在制造多巴胺和肾上腺素时，维生素C是重要成分之一。深海鱼、樱桃、牛奶、酸奶等都含有丰富的维生素C。

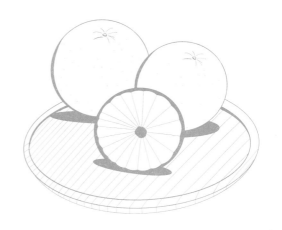

## 2．会运动

　　失恋综合征会给我们带来很多负面情绪，很多时候，我们一闲下来，这些负面情绪就会包围我们，所以我们需要通过运动、健身等来转移注意力。锻炼可以促进脑内有益化学物质的分泌，如内啡肽，这种物质可以使人心情振奋、精神愉悦。在锻炼身体的过程中，可以帮助我们转移注意力，避免胡思乱想。同时体质、身材变好，也让你变得更优秀。适合失恋综合征的运动有爬山、跑步、游泳、打篮球等，只要你愿意动起来，一切将会变好。

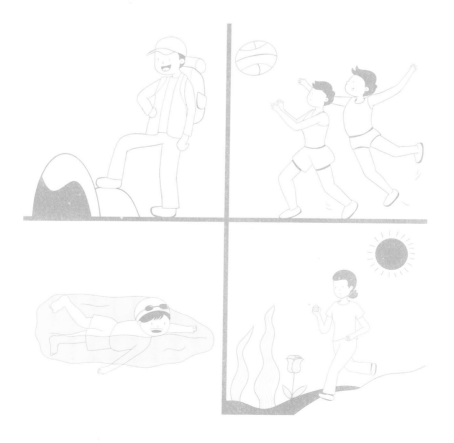

## 3．会保健

首先需要按摩的穴位是太阳穴，此穴位能有效地起到醒脑安神的作用。睡前轻揉按摩，或者借助按摩器进行按摩，舒缓紧张的大脑，利于睡眠对身体神经的修复。此穴位可以采用拇指或者食指、中指按摩的手法，不要过于用力。太阳穴取穴正确的话，每一次按压都会产生一阵舒适的眩晕感传遍整个大脑。

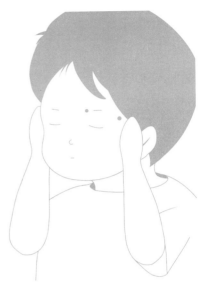

其次，膻中穴的按摩能够很好地起到舒缓心燥心烦、烦闷意乱等不良心理感受。膻中穴位于两乳连线正中。此穴位按摩正确的话，会有一种非常明显的刺激感和酸痛感。

最后，可以进行足部的太冲到行间两穴位的按摩，手法是从

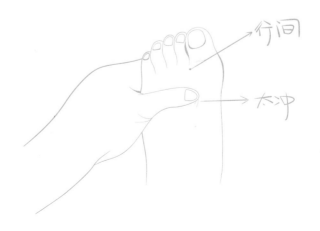

太冲穴向行间穴进行推压，也可以分别按摩这两个穴位。此二穴位都位于足部大脚趾和二脚趾之间。按摩这两个穴位酸痛刺激感非常强烈，有些肝脏不好的人，按这两个穴位，尤其是太冲穴，简直是痛得不可碰。抑郁患者按摩这两个穴位，也有可能会出现极度的痛不可碰的现象，不要紧，由轻到重适度按摩一定会带给你惊喜的效果。

参 考 文 献

［1］果果.要减压，多吃水果和蔬菜［J］.青少年科技博览，2017（7）：21-22.
［2］五色蔬果轮换吃出美好心情［J］.食品科技，2007（5）：3.
［3］凌玛.美味水果·快乐心情［J］.时代教育，2004（18）：35.

# 第九章

## 09

## 考试综合征

# 一、何为考试综合征

考试综合征是指因考试压力引起的一种心理障碍，主要表现在迎考及考试期间出现过分担心、紧张、不安、恐惧等复合情绪障碍，还可伴有失眠、消化机能减退、全身不适和自主神经系统功能失调症状。这种状态影响考生的思维广度、深度和灵活性，降低应试的注意力、记忆力，使复习及考试达不到应有的效果，甚至无法参加考试。

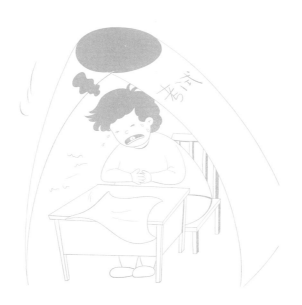

表9-1为Sarason考试焦虑量表（test anxiety scale，TAS），由美国华盛顿大学心理系著名临床心理学家Irwin G. Sarason教授于1978年编制完成，是目前国际上广泛使用的最著名的考试焦虑量表之一。TAS共36个项目，涉及个体对于考试的态度及个体在考试前后的种种感受及身体反应等。

表9-1　Sarason考试焦虑量表

| 题目 | 是（1分） | 否（0分） |
| --- | --- | --- |
| 1. 当一次重大考试就要来临时，我总是在想别人比我聪明得多。 | | |
| 2. 如果我将要做一次智能测试，在做之前我会非常焦虑。 | | |
| 3. 如果我知道将会有一次智能测试，在此之前我感到很自信、很轻松。（反向记分） | | |
| 4. 参加重大考试时，我会出很多汗。 | | |
| 5. 考试期间，我发现自己总是在想一些和考试内容无关的事。 | | |
| 6. 当一次突然袭击式的考试来到时，我感到很怕。 | | |
| 7. 考试期间我经常想到会失败。 | | |
| 8. 重大考试后，我经常感到紧张，以致胃不舒服。 | | |
| 9. 我对智能考试和期末考试之类的事总感到发怵。 | | |
| 10. 在一次考试中取得好成绩似乎并不能增加我在第二次考试中的信心。 | | |
| 11. 在重大考试期间，我有时感到心跳很快。 | | |
| 12. 考试完毕后我总是觉得可以比实际上做得更好。 | | |
| 13. 考试完毕后我总是感到很抑郁。 | | |

续表

| 题目 | 是（1分） | 否（0分） |
|---|---|---|
| 14．每次期末考试之前，我总有一种紧张不安的感觉。 | | |
| 15．考试时，我的情绪反应不会干扰我考试。（反向记分） | | |
| 16．考试期间，我经常很紧张，以致本来知道的东西也忘了。 | | |
| 17．复习重要的考试对我来说似乎是一个很大的挑战。 | | |
| 18．对某一门考试，我越努力复习越感到困惑。 | | |
| 19．某门考试一结束，我试图停止有关担忧，但做不到。 | | |
| 20．考试期间，我有时会想我是否能完成大学学业。 | | |
| 21．我宁愿写一篇论文，而不是参加一次考试，作为某门课程的成绩。 | | |
| 22．我真希望考试不要那么烦人。 | | |
| 23．我相信，如果我单独参加考试而且没有时间限制的话，我会考得更好。 | | |
| 24．想着我在考试中能得多少分影响了我的复习和考试。 | | |
| 25．如果考试能废除的话，我想我能学得更多。 | | |
| 26．我对考试抱这样的态度："虽然我现在不懂，但我并不担心"。（反向记分） | | |
| 27．我真不明白为什么有些人对考试那么紧张。（反向记分） | | |
| 28．我很差劲的想法会干扰我在考试中的表现。 | | |

续表

| 题目 | 是（1分） | 否（0分） |
|---|---|---|
| 29．我复习期末考试并不比复习平时考试更卖力。（反向记分） | | |
| 30．尽管我对某门考试复习很好，但我仍然感到焦虑。 | | |
| 31．在重大考试之前，我吃不香。 | | |
| 32．在重大考试前，我发现我的手臂会颤抖。 | | |
| 33．在考试前，我很少有临时抱佛脚的需要。（反向记分） | | |
| 34．校方应该认识到有些学生对考试较为焦虑，而这会影响他们的考试成绩。 | | |
| 35．我认为，考试期间似乎不应该搞得那么紧张。 | | |
| 36．一接触到发下的试卷，我就觉得很不自在。 | | |
| 37．我讨厌老师喜欢搞突然袭击式考试的课程。 | | |

各项目均为1和0评分，评分时，"是"记1分，"否"记0分，但其中第3、15、26、27、29、33题6个项目为反向记分，即"是"记0分，"否"记1分。把所有37个项目的得分加起来即为总分。

评估结果见表9-2。

表9-2　评估结果

| 总分 | 焦虑程度 | |
|---|---|---|
| 12分以下 | 较低水平 | 15分或以上表明该被试者的确感受到了因要参加考试而带来的相当程度的不适感 |
| 12~20分 | 中等水平 | |
| 20分以上 | 较高水平 | |

# 二、如何预防考试综合征

## 1．会吃

下面介绍两道膳食：

### 绿豆海带汤

**材料** ▷ 绿豆、海带各100 g，盐适量。

**做法** ▷ 将海带洗净后切丝，绿豆淘净，一起放入锅内，加水，以文火煮熟即可，可加少量盐调味。

**功效** ▷ 清暑解热，除烦止渴，缓解紧张情绪。

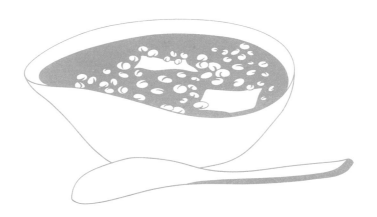

## 百合莲枣甘草粥

**材料** ▷ 鲜百合40 g、干莲子30 g、大枣10枚、炙甘草5 g、粳米60 g为1剂。

**做法** ▷ 以上材料共煮粥。

**用法** ▷ 每天早晚温热食之，1个月为1个疗程。

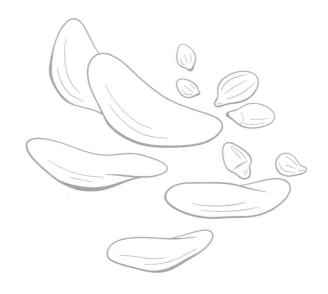

## 2．会运动

考试前可以适当做一些运动，但运动强度不宜过高，以免导致神经兴奋性提高，影响睡眠质量。推荐以下几个运动：

一是做瑜伽，瑜伽既可以修养身心，还可以修身健体，并且运动量也不大；二是静坐，练习放松及深慢细长的呼吸方式；三是打太极，早晨、黄昏或睡前选择空气清新的场所；四是慢跑；

五是游泳。除了运动改善失眠，平时也可以配合饮食，如睡前半小时喝杯热牛奶等。

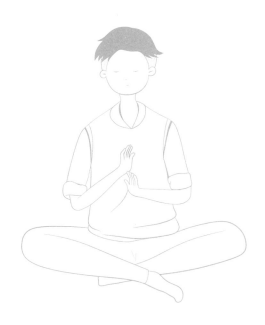

# 3．会保健

考试综合征的病因为情志不舒，病位在五脏，重点在心脾，辨证应以心脾两虚、气滞郁结为总纲，治疗以补益健脾、宁心安神为主。

足三里出自《灵枢·本输》，别名下陵、鬼邪，为足阳明胃经之合穴、胃下合穴，其性属土。足三里作为土中土穴，所谓土生万物，胃与脾相表里，故统治一切脾胃之疾。通过刺激该穴，必能缓解因考试综合征引起的纳少腹胀、神疲乏力等症状。中医学认为脾为后天之本。正如李中梓在《医案必读》中所言："一有此身，必资谷气，谷气入胃，洒陈于六腑而气至，和调于五脏而生，而人资之以为生者也，故曰后天之本在脾。"所以调补足三里，实即培补后天，后天充足则体健少病。刺激足三里不仅能强健身体，而且还能消除疲劳。

## 参 考 文 献

［1］李德敏，季建林，程飞，等.中学生考试综合征及相关因素的调查［J］.中国健康心理学杂志，2005，13（6）；62-64.

［2］佚名.缓解考试紧张情绪的药膳——绿豆海带汤［J］.招生考试通讯（高考版），2009（3）：47.

［3］刘泽萱，皮璐.百合莲枣甘草粥治疗脏躁32例［J］.时珍国医国药，2006，17（12）：2575.

［4］谭箫鸣，黄祖波，陈衍名，等.广泛性焦虑障碍的中医治疗进展［J］.内蒙古中医药，2008，27（2）：56-58.

［5］许敏怡.论刺激足三里对考试综合征的作用［J］.辽宁中医药大学学报，2012，14（1）：100-101.

# 第十章

10

离退休综合征

# 一、何为离退休综合征

离退休综合征是指离退休以后出现的适应障碍，即离退休后不能适应新的社会角色、生活环境和生活方式的变化，而出现焦虑、抑郁悲哀、恐惧等消极情绪，主要表现为坐卧不安、行为重复、犹豫不决、不知所措等，以致引起失眠、多梦、心悸、阵发性全身发热等。现代医学认为离退休综合征属情志病，应给予更多的精神心理关怀，鼓励离退休老年人正确地应对，尽快实现离退休社会角色的转换。

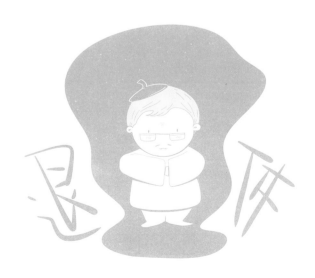

表10-1为纽芬兰纪念大学幸福度量表（Memorial University of Newfoundland scale of happiness，MUNSH）。Albert Kozma（1980年）融合了情感平衡量表、生活满意指标-Z和费城老年病中心量表，在对比研究的基础上，制定了老年幸福度量表，即MUNSH。MUNSH的理论结构是情感平衡理论，这一理论把幸福理解为两种对立而同样重要的、彼此独立的情感之间的平衡，即正性情感与负性情感之间的平衡。正性情感增加个人的幸福度，负性情感降低个人的幸福度，总的幸福度是两者之间平衡的结果。

在最近的几个月里你是否有以下感受，请根据实际情况对相应问题打分。

表10-1 纽芬兰纪念大学幸福度量表

| 题目 | 是（2分） | 不知道（1分） | 否（0分） |
|---|---|---|---|
| 1. 最近几个月里，你处于巅峰状态吗？ | | | |
| 2. 最近几个月里，你情绪很好吗？ | | | |
| 3. 最近几个月里，你对自己的生活特别满意吗？ | | | |
| 4. 最近几个月里，你感到很走运吗？ | | | |
| 5. 最近几个月里，你烦恼吗？ | | | |
| 6. 最近几个月里，你非常孤独或与人疏远吗？ | | | |
| 7. 最近几个月里，你忧虑或非常不愉快吗？ | | | |
| 8. 最近几个月里，你会因为不知道将会发生什么事情而担心吗？ | | | |

续表

| 题目 | 是<br>（2分） | 不知道<br>（1分） | 否<br>（0分） |
|---|---|---|---|
| 9．最近几个月里，你为自己目前的生活状态感到哀怨吗？ | | | |
| 10．最近几个月里，总的来说，生活处境变得使你满意吗？ | | | |
| 11．最近几个月里，这段时间是你一生中最难受的时期吗？ | | | |
| 12．最近几个月里，你像年轻时一样高兴吗？ | | | |
| 13．最近几个月里，你所做的大多数事情都单调或令你厌烦吗？ | | | |
| 14．最近几个月里，过去你感兴趣做的事情，现在仍然乐在其中吗？ | | | |
| 15．当你回顾一生时，感到相当满意吗？ | | | |
| 16．随着年龄的增加，一切事情更加糟糕吗？ | | | |
| 17．最近几个月里，你感到很孤独吗？ | | | |
| 18．今年一些小事使你烦恼吗？ | | | |
| 19．如果你能随便选择自己的住处的话，你愿意选择哪里？ | 现在住地<br>（2分） | | 别的住地<br>（0分） |
| 20．最近几个月里，有时你会感到活着没意思吗？ | | | |
| 21．你现在和年轻时一样快乐吗？ | | | |
| 22．最近几个月里，大多数时候你感到生活是艰苦的？ | | | |

续表

| 题目 | 是<br>（2分） | 不知道<br>（1分） | 否<br>（0分） |
|---|---|---|---|
| 23. 你对你当前的生活满意吗？ | 满意<br>（2分） | | 不满意<br>（0分） |
| 24. 和同龄人相比，你的健康状况与他们差不多，甚至更好些吗？ | | | |

MUNSH由24个条目组成，10个条目反映正性和负性情感，其中5个条目反映正性情感（PA），5个条目反映负性情感（NA）；14个条目反映正性和负性体验，其中7个条目反映正性体验（PE），另7个条目反映负性体验（NE）。见表10-2。

表10-2　MUNSH 24个条目

| PA（正性情感）条目 | 1、2、3、4、10 | 总的幸福度=<br>PA−NA+PE−NE |
|---|---|---|
| NA（负性情感）条目 | 5、6、7、8、9 | |
| PE（一般正性体验）条目 | 12、14、15、19、21、23、24 | |
| NE（一般负性体验）条目 | 11、13、16、17、18、20、22 | |

评分：对每项回答"是"，记2分，答"不知道"，记1分，答"否"，记0分。第19项回答"现在住地"，记2分，"别的住地"，记0分。第23项答"满意"，记2分，"不满意"，记0分。

总的幸福度=PA−NA+PE−NE，得分范围−24~+24。为了便于计算，常加上常数24，记分范围0~48。

结果：0~12分，幸福度极低；13~24分，幸福度较低；25~36分，幸福度较高；37~48分，幸福度极高。

## 二、如何预防离退休综合征

### 1．会吃

下面介绍两道膳食：

#### 甘麦大枣汤

**材料** ▶ 小麦50 g、大枣12枚、甘草10 g。

**做法** ▶ 大枣去核，与小麦、甘草一起加水煎，取汁代茶饮。

**用法** ▶ 每日1剂。

**功效** ▶ 有养心安神之功效。

#### 大枣茯神粥

**材料** ▶ 大枣14枚、茯神15 g、粟米60 g。

**做法** ▶ 将茯神、粟米打粉，先加水1 000 mL，煮至浓稠即可。

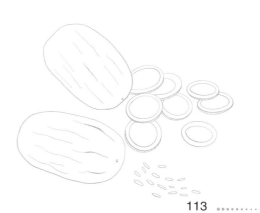

**用法** ▶ 温热食用。

**功效** ▶ 可以治疗脾虚气弱、心神不宁、夜寐不宁、失眠多梦等。

有焦虑、抑郁等消极情绪的老年人建议多吃偏寒凉的食物，如百合、黑木耳、芹菜、萝卜、丝瓜、薄荷等。另外，酸甜的食物能刺激人的食欲，缓解紧张情绪，如西红柿、山楂、苹果、红枣、红豆、橙子、橘子等，老年人可以适当食用。此外，粥类也能起到镇静安神的作用，如枣仁粥、莲子粥、山药大枣粥、小米粥和南瓜粥等。

## 2. 会运动

长期打八段锦可以强身健体，改善老年人的身体状况，可以缓解老年人紧张、低落的情绪状态，促使其保持良好的心态。在集体锻炼、共同练习过程中，老年人可增进自身社会化，促进相互间的情感交流。可见八段锦锻炼有利于老年人采取积极的方式，应对离退休生活的改变所引起的应激。

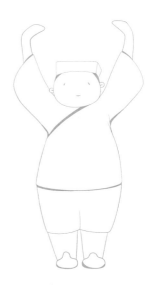

## 3. 会保健

老年人可进行耳穴贴压治疗。主穴取双耳神门、皮质下、枕、垂前，配穴取心、肝、脾、肾、胆、胃。取75%酒精，用棉球清洁消毒耳部，然后待皮肤干后取王不留行粘在0.6厘米的胶布中间，贴压于穴位上，并轻轻揉按1~2分钟。每次贴压5~7穴为宜，两耳交替。每日早、中、晚各按压1次，每次每穴按压1分钟左右，每周更换2次。

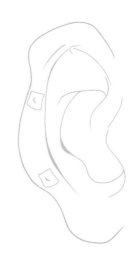

参 考 文 献

［1］齐玉凤.甘麦大枣汤研究进展［J］.中国民间疗法，2021，29（7）：110-112.

［2］程友花，徐立军，曾勇.离退休综合征体质辨识及护理干预分析［J］.中国医药导报，2012，9（36）：146-147+149.

［3］王学静，郝正玮，李佳宁，等.八段锦联合正念冥想对离退休综合征老年人的影响［J］.上海护理，2017，17（4）：22-26.

［4］周建琼，皮智文，余婷，等.高压氧联合耳穴贴压治疗离退休综合征失眠疗效观察［J］.实用中医药杂志，2019，35（1）：112-113.